全国高等院校药学类创新型
系列"十三五"规划教材

供药学、药物制剂、临床药学、制药工程、中药学、医药营销及相关专业使用

药物化学实验

主　编　李　飞　杨家强

副主编　黄胜堂　刘志国　张　磊　付丽娜

编　者　（按姓氏笔画排序）

王宇亮　佳木斯大学

王秀珍　南京医科大学

付丽娜　黄河科技学院

白　玫　遵义医科大学

刘志国　温州医科大学

祁宝辉　遵义医科大学

李　飞　南京医科大学

李长庚　重庆理工大学

李洪雷　南京医科大学康达学院

李瑞燕　长治医学院

杨家强　遵义医科大学

谷小珂　徐州医科大学

张　磊　遵义医科大学

罗华军　三峡大学

郭锐华　上海海洋大学

凌　勇　南通大学

黄胜堂　湖北科技学院

蔡　东　锦州医科大学

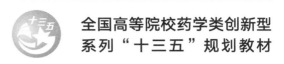

华中科技大学出版社
http://www.hustp.com
中国·武汉

内 容 提 要

本书是全国高等院校药学类创新型系列"十三五"规划教材。

本书共分为4个部分。第一部分介绍了药物化学实验室基本知识和技能。第二部分为药物的性质实验,包括药物溶解度及熔点测定、氧化变质等5个实验。第三部分为药物的制备实验,包括阿司匹林、扑热息痛、硝苯地平的合成等18个实验。第四部分为设计性实验,包括依达拉奉、单星素的合成。书后附录部分收录了常用冰盐浴冷却剂,实验室常用溶剂的提纯、干燥、储藏等6项内容。

本书可供药学、药物制剂、临床药学、制药工程、中药学、医药营销及相关专业使用。

图书在版编目(CIP)数据

药物化学实验/李飞,杨家强主编.—武汉:华中科技大学出版社,2019.5(2024.7重印)
全国高等院校药学类创新型系列"十三五"规划教材
ISBN 978-7-5680-5239-9

Ⅰ.①药… Ⅱ.①李… ②杨… Ⅲ.①药物化学-化学实验-高等学校-教材 Ⅳ.①R914-33

中国版本图书馆 CIP 数据核字(2019)第 096483 号

药物化学实验
Yaowu Huaxue Shiyan

李　飞　杨家强　主编

策划编辑:汪婷美
责任编辑:丁　平
封面设计:原色设计
责任校对:张会军
责任监印:周治超
出版发行:华中科技大学出版社(中国·武汉)　　电话:(027)81321913
　　　　　武汉市东湖新技术开发区华工科技园　　邮编:430223
录　排:华中科技大学惠友文印中心
印　刷:武汉市籍缘印刷厂
开　本:880mm×1230mm　1/16
印　张:8.25
字　数:178千字
版　次:2024 年 7 月第 1 版第 6 次印刷
定　价:39.80 元

全国高等院校药学类创新型系列"十三五"规划教材
编委会

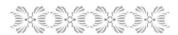

丛书顾问 朱依谆 澳门科技大学　　李校堃 温州医科大学

委　员（按姓氏笔画排序）

网络增值服务使用说明

欢迎使用华中科技大学出版社医学资源服务网yixue.hustp.com

1.教师使用流程

（1）登录网址：http://yixue.hustp.com（注册时请选择教师用户）

注册 ▶ 登录 ▶ 完善个人信息 ▶ 等待审核

（2）审核通过后，您可以在网站使用以下功能：

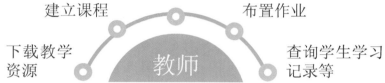

管理学生
建立课程　　　　　布置作业
下载教学资源　　教师　　查询学生学习记录等

2.学员使用流程

建议学员在PC端完成注册、登录、完善个人信息的操作。

（1）PC端学员操作步骤

①登录网址：http://yixue.hustp.com（注册时请选择普通用户）

注册 ▶ 登录 ▶ 完善个人信息

② 查看课程资源

如有学习码，请在个人中心-学习码验证中先验证，再进行操作。

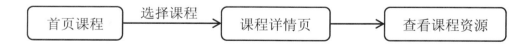

首页课程 —选择课程→ 课程详情页 → 查看课程资源

（2）手机端扫码操作步骤

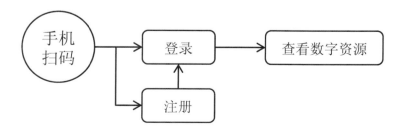

手机扫码 → 登录 → 查看数字资源
　　　　　↗
　　　　注册

总序

Zongxu

教育部《关于加快建设高水平本科教育 全面提高人才培养能力的意见》("新时代高教 40 条")文件强调要深化教学改革,坚持以学生发展为中心,通过教学改革促进学习革命,构建线上线下相结合的教学模式,对我国高等药学教育和药学专业人才的培养提出了更高的目标和要求。我国高等药学类专业教育进入了一个新的时期,对教学、产业、技术融合发展的要求越来越高,强调进一步推动人才培养,实现面向世界、面向未来的创新型人才培养。

为了更好地适应新形势下人才培养的需求,按照中共中央、国务院《中国教育现代化 2035》《中医药发展战略规划纲要(2016—2030 年)》以及党的十九大报告等文件精神要求,进一步出版高质量教材,加强教材建设,充分发挥教材在提高人才培养质量中的基础性作用,培养合格的药学专业人才和具有可持续发展能力的高素质技能型复合人才。在充分调研和分析论证的基础上,我们组织了全国 70 余所高等医药院校的近300 位老师编写了这套全国高等院校药学类创新型系列"十三五"规划教材,并得到了参编院校的大力支持。

本套教材充分反映了各院校的教学改革成果和研究成果,教材编写体例和内容均有所创新,在编写过程中重点突出以下特点。

(1)服务教学,明确学习目标,标识内容重难点。进一步熟悉教材相关专业培养目标和人才规格,明晰课程教学目标及要求,规避教与学中无法抓住重要知识点的弊端。

(2)案例引导,强调理论与实际相结合,增强学生自主学习和深入思考的能力。进一步了解本课程学习领域的典型工作任务,科学设置章节,实现案例引导,增强自主学习和深入思考的能力。

(3)强调实用,适应就业、执业药师资格考试以及考研的需求。进一步转变教育观念,在教学内容上追求与时俱进,理论和实践紧密结合。

(4)纸数融合,激发兴趣,提高学习效率。建立"互联网+"思维的教材编写理念,构建信息量丰富、学习手段灵活、学习方式多元的立体化教材,通过纸数融合提高学生个性化学习和课堂的利用率。

(5)定位准确,与时俱进。与国际接轨,紧跟药学类专业人才培养,体现当代教育。

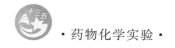

（6）版式精美，品质优良。

本套教材得到了专家和领导的大力支持与高度关注，适应当下药学专业学生的文化基础和学习特点，并努力提高教材的趣味性、可读性和简约性。我们衷心希望这套教材能在相关课程的教学中发挥积极作用，并得到读者的青睐；我们也相信这套教材在使用过程中，通过教学实践的检验和实际问题的解决，能不断得到改进、完善和提高。

全国高等院校药学类创新型系列"十三五"规划教材
编写委员会

前言

Qianyan

药物化学是药学类专业的重要专业课,药物化学实验是药物化学课程的重要组成部分。在参考相关实验教材的基础上,结合多年的教学实践和经验,我们编写了《药物化学实验》教材,作为华中科技大学出版社《药物化学》教材的配套实验教材。在本实验教材的第一部分,介绍了药物化学实验室基本知识和技能,第二部分为药物的性质实验,第三部分为药物的制备实验,第四部分为设计性实验,书后附有附录。

第一章由遵义医科大学的白玫编写;第二章和实验二十五由遵义医科大学的张磊编写;实验一、四、五由长治医学院的李瑞燕编写;实验二、十九、二十一由重庆理工大学的李长庚编写;实验三由遵义医科大学的祁宝辉编写;实验六由佳木斯大学的王宇亮编写;实验七由三峡大学的罗华军编写;实验八由遵义医科大学的杨家强编写;实验九由温州医科大学的刘志国编写;实验十、二十三由南通大学的凌勇编写;实验十一、十五由锦州医科大学的蔡东编写;实验十二、二十、二十二由黄河科技学院的付丽娜编写;实验十三由徐州医科大学的谷小珂编写;实验十四由南京医科大学的王秀珍编写;实验十六由上海海洋大学的郭锐华编写;实验十七由湖北科技学院的黄胜堂编写;实验十八由南京医科大学康达学院的李洪雷编写;实验二十四及附录由南京医科大学的李飞编写。

本教材编委均具有长期的药物化学实验教学经验,相关实验内容均经过编者考察,以保证相关实验内容的真实可靠。由于编者自身水平有限,教材中仍然存在不足之处,欢迎使用者批评指正,以便再版时得以完善。

编 者

目录

Mulu

第一部分　药物化学实验室基本知识和技能

第一章　药物化学实验室的基本知识 / 3
第二章　药物化学实验室的基本技能 / 10

第二部分　药物的性质实验

实验一　药物溶解度及熔点测定实验 / 23
实验二　药物的氧化变质实验 / 25
实验三　苯佐卡因的稳定性实验 / 29
实验四　心血管系统药物的性质实验 / 32
实验五　水溶性维生素的性质 / 35

第三部分　药物的制备实验

实验六　阿司匹林的合成 / 41
实验七　扑热息痛的合成 / 45
实验八　肉桂酸的制备 / 48
实验九　安息香的辅酶合成 / 50
实验十　查耳酮的制备 / 53
实验十一　巴比妥的合成 / 55
实验十二　苯妥英钠的合成 / 59
实验十三　苯妥英锌的合成 / 63
实验十四　盐酸普鲁卡因的合成 / 66

实验十五　苯佐卡因的合成　　　　　　　　　/ 71

实验十六　硝苯地平的合成　　　　　　　　　/ 74

实验十七　尼群地平的合成　　　　　　　　　/ 76

实验十八　贝诺酯的合成　　　　　　　　　　/ 79

实验十九　埃索美拉唑钠的合成　　　　　　　/ 83

实验二十　磺胺醋酰钠的合成　　　　　　　　/ 90

实验二十一　磺胺嘧啶锌的合成　　　　　　　/ 94

实验二十二　诺氟沙星的合成　　　　　　　　/ 98

实验二十三　香豆素-3-甲酰肼的制备　　　　　/ 105

第四部分　设计性实验

实验二十四　依达拉奉的合成　　　　　　　　/ 111

实验二十五　单星素的合成　　　　　　　　　/ 114

附录　　　　　　　　　　　　　　　　　　　/ 117

·第一部分·
药物化学实验室基本知识和技能

第一章　药物化学实验室的基本知识

第一节　药物化学实验室规则

为了保障药物化学实验教学的正常进行,同时培养学生良好的实验习惯,切实保证实验教学质量,避免实验事故,学生必须严格遵守下列规则。

(1) 实验前认真预习,明确实验的目的、要求,了解实验的基本原理、步骤和有关操作技术,熟悉实验所需药品的性质及仪器和装置的特点,了解实验中的注意事项,写出预习报告。

(2) 进入实验室,须穿实验服,不许穿拖鞋,不许喧哗吵闹,严禁吸烟与饮食,须熟悉实验室环境,包括灭火器、急救箱放置的位置与使用方法,以期事故发生时能及时报告老师并做出相应的处置。做好实验前的准备工作,包括实验仪器、药品以及其他用品的检查等。

(3) 实验过程中应保持安静和良好的秩序,不擅自离开实验岗位。听从老师和实验室工作人员的安排和指导。若有疑难问题或发生意外事故,必须立即报告老师,以便及时解决和处理。

(4) 自觉遵守实验室的纪律和各项规章制度,严格按照流程进行操作,未经教师同意,不得擅自改变药品用量、操作条件、操作程序或更改实验内容。如认为有必要修改,必须及时向老师反映,并征得老师同意。仔细观察,积极思考,及时、准确、如实做好实验的原始记录。

(5) 应随时保持实验室的整洁,养成良好的实验习惯,时刻做到桌面、地面、水槽和仪器洁净。桌面上不放与实验无关的物品。任何固体物质、有害物质不得投入水槽内,以免堵塞下水道、污染环境。废酸、废碱液等应小心倒入废液缸内。

(6) 公用仪器、药品和工具应在指定地点使用,用后及时归还原处并保持其整洁。节约水、电、药品及其他消耗性物品,并严格控制药品的规格和用量。不得乱拿他人的仪器,不得私自将药品、仪器带出实验室。仪器如有损坏应及时向老师汇报并登记。

(7) 实验完毕,必须及时做好后处理工作(包括清理仪器、处理废物、安全检查等),将实验的原始记录交老师审阅,合成产品由老师检查、回收并统一保管,待老师签字后方可离开实验室。

NOTE

（8）每次实验后，应该尽快、认真地完成实验报告。

（9）学生轮流值日，值日生应负责整理公用仪器，打扫实验室卫生（包括地面、公共台面、水槽等），清理废物，值日生离开实验室之前，关好水、电、火、门窗，经检查合格后方可离开。

第二节　药物化学实验室的安全知识

药物化学实验室经常使用易燃、易爆、有毒的试剂，如乙醚、乙醇、丙酮、氢气，或强酸、强碱等具有腐蚀性的试剂；也常使用玻璃仪器、电器设备。因此，实验过程切不可粗心大意，否则容易酿成事故，如着火、爆炸、烧伤、中毒、割伤等。实验过程应严格遵守以下规章制度。

1. 火灾的预防、处理和急救

（1）不能用烧杯或敞口容器放置易燃、易挥发的化学药品。加热时应根据实验要求和物质特性，正确选择热源。蒸馏沸点低于 80 ℃ 的易燃、易爆液体时，不能用明火直接加热。

（2）尽量防止或减少易燃气体外逸。倾倒易燃物时，应远离明火，而且注意室内通风，及时将室内有机蒸气排出。

（3）易燃、易挥发的废物，不得倒入废液缸和垃圾桶中。应专门回收处理。

（4）实验室不得存放大量易燃、易挥发的物质。

（5）有煤气的实验室，应经常检查管道和阀门是否漏气。

（6）实验室一旦发生火灾，不要惊慌失措，应保持沉着镇静，并采取相应措施，以减少损失。应立即切断电源，熄灭附近所有的火源，并移开附近的易燃物质。若是少量溶剂（几毫升）着火，可任其烧完。小火可用石棉布或湿布以及砂土盖熄；若火势较大，应根据易燃物性质和火势采取适当的方法进行扑救，应根据具体情况采用下列灭火器材。

常用灭火器有二氧化碳灭火器、干粉灭火器、四氯化碳灭火器、泡沫灭火器等。

二氧化碳灭火器：灭火器内存放着压缩的二氧化碳气体，适合油脂、电器及较贵重的仪器着火时使用。

干粉灭火器：使用时，拔出销钉，将出口对准着火点，压下手柄，干粉即可喷出灭火。主要用于扑救石油、有机溶剂等易燃液体，可燃气体和电气设备引起的火灾。

四氯化碳灭火器：主要用来扑灭那些不能用水扑灭的火灾（如甘油、二硫化碳等及电气设备上发生的火灾）。但绝对不可用于有碱或碱土金属存在的火灾，否则会引起爆炸。因为四氯化碳蒸气是有毒的，并且在高温下能生成剧毒的光气，所以使用时要注意安全，并且在密闭狭小房间内不能使用。

泡沫灭火器：可用来扑灭木材、棉布等燃烧引起的火灾，还能扑救油类等可燃液

NOTE

体引起的火灾,但不能扑救带电设备和醇、酮、酯、醚等有机溶剂引起的火灾。泡沫灭火器会喷出大量的泡沫而造成严重环境污染,给后处理带来麻烦。

不管采用哪一种灭火器,都是从火的周围开始向中心扑灭。地面或桌面着火时,如火势不大,可用湿布来灭火或用砂子扑救,但容器内着火可用石棉板盖住瓶口,火即熄灭。身上着火时,应就近卧倒,用湿布盖住着火部位,或在地上打滚(速度不要太快)将火焰扑灭。

2. 爆炸的预防、处理和急救

(1)使用易燃易爆物品时,应严格按操作规程进行操作,需特别小心。如过氧化物、芳香族多硝基化合物等,在受热或受到碰撞时,会发生爆炸;含过氧化物的乙醚在蒸馏时,有爆炸危险;乙醇和浓硝酸混合在一起,会引起强烈爆炸。

(2)反应过于猛烈时,也容易引起爆炸。一般可以控制加料速度、反应温度等来控制反应速度,必要时还可采用冷却措施降低反应温度。

(3)常压操作时,要先检查玻璃仪器是否有破损。不能在密闭体系内进行加热反应,要注意检查反应装置是否被堵塞。如有堵塞现象发生,应立即停止加热反应,需将堵塞排除后,才能继续加热反应。

(4)减压蒸馏时,不能使用平底烧瓶、锥形瓶、薄壁试管等不耐压容器作为反应瓶或接收瓶。

(5)无论是常压蒸馏还是减压蒸馏,均不能将液体蒸干,以免局部过热或产生过氧化物而发生爆炸。

3. 中毒的预防、处理和急救 常见的化学品对人体的健康是有一定的影响的。一些含氮化合物和稠环化合物毒性很大,即使吸入少量也可能致死。有些化学品长期接触有致癌的可能性。世界卫生组织已公布了一批毒性大的物质或禁用化合物的名单。因此,应该保持一个安全的实验环境,尽可能减少直接接触化学品的机会,中毒主要是通过呼吸道和皮肤接触有毒物品而对人体造成危害。

(1)称量药品时应使用工具,避免用手直接接触药品,尤其是毒性大的药品。当药品溅到手上或皮肤上,通常用水洗去。做完实验后,应洗净双手。

(2)使用和处理有毒或腐蚀性物质时,操作人员须戴好防护用品。进行可能生成有毒或有腐蚀性气体的实验时,应在通风橱中进行,尽可能避免蒸气外逸,以防造成污染。

(3)如发生中毒现象,溅入口中尚未咽下时应立即吐出,用大量水冲洗口腔;如已经吞下,应根据情况给予解毒剂,严重者应及时送往医院救治。

腐蚀性毒物:对于强酸,先饮大量水,然后服用氢氧化铝乳剂、鸡蛋清(白)等;对于强碱,也应先饮大量水,然后服用醋、酸果汁、鸡蛋清(白)等。不论酸或碱中毒都应再以牛奶灌注,不要吃催吐剂。

刺激剂及神经性毒剂:先给牛奶或鸡蛋清(白)使之立即冲淡,再进行催吐。可用食指深入喉部催吐,然后立即送往医院救治。

吸入气体中毒者:将中毒者移至室外,解开衣领及纽扣,使其呼吸新鲜空气,必要时进行人工呼吸。吸入少量氯气或溴者,可用碳酸氢钠溶液漱口。

4. 灼伤的预防、处理和急救　皮肤接触高温、低温或腐蚀性物质后均可能被灼伤。为避免灼伤,学生应通过预习对实验中将用到的相关试剂的性质有明确认识与了解,接触强酸、强碱、强氧化剂、苯酚、钾、钠等试剂时,避免皮肤直接接触,最好戴橡胶手套和防护目镜,如稀释浓硫酸时,应该把浓硫酸缓慢加到水中,并不断搅拌,让热量尽快散失,以防止液滴飞溅;在盐酸使用过程中,有大量氯化氢气体产生,应避免吸入。实验完成后立即洗手。发生灼伤时应按下列要求处理。

(1)被碱灼伤时,局部先用大量水冲洗,再用$1\%\sim2\%$的醋酸或硼酸溶液冲洗,然后再用水冲洗,最后涂上烫伤膏。

(2)被酸灼伤时,局部先用大量水冲洗,然后用$3\%\sim5\%$的碳酸氢钠溶液清洗,最后涂上烫伤膏。

(3)被溴灼伤时,应立即用大量水冲洗,再用酒精擦洗或用2%的硫代硫酸钠溶液洗至灼伤处呈白色,然后涂上甘油或鱼肝油软膏加以按摩。

(4)被热水烫伤后一般在患处涂上红花油,然后擦烫伤膏。

(5)若大面积灼伤或者以上这些物质溅入眼睛中,应立即用大量水冲洗,并及时去医院治疗。

5. 割伤的预防、处理和急救　使用玻璃仪器时,最基本的原则是不能对玻璃仪器的局部施加过度的压力。实验中,经常需要自制弯管或安装玻璃器皿,操作时力度应适当,最好佩戴手套,防止割伤。

(1)如需将玻璃管插入橡胶塞时,应将玻璃管润湿,再用棉布裹住,慢慢旋入,防止折断而割伤手指。塞子中部需要插入玻璃管时,用力处不要离塞子太远。尤其是插入温度计时,要特别小心。

(2)新割断的玻璃管断口处特别锋利,一般要用酒精喷灯烧断口至熔化或用砂轮打磨圆滑后再使用。

(3)对于一些已经破碎的玻璃容器,应及时除去,并清理台面,防止二次割伤。

发生割伤后,应将伤口处的玻璃碎片取出,用生理盐水清洗伤口,碘酒消毒,涂上红药水,用纱布包扎伤口。若伤口较大、流血不止时,应立即按住出血部位的上端或用绷带扎住,及时送往医院治疗。

6. 用电安全　进入实验室后,首先应了解水、电、气的开关位置,并掌握其使用方法。在实验中,应先连接好电器设备上的插头与插座,再打开电源开关。不能用湿手或手握湿物去插或拔插头。使用电器前,应检查线路连接是否正确,电器内、外要保持干燥,不能有水或其他溶剂。实验做完后,应先关电源,再拔插头。

7. 废品的销毁　碎玻璃和其他锐角的废物不要丢入废纸篓或类似的盛器中,应该使用专门的废物箱。

不要把任何用剩的试剂倒回到原试剂瓶中,以免造成污染,影响其他人的实验;

而且由于操作疏忽导致错误引入异物,有时会发生剧烈的化学反应甚至引起爆炸。

危险的废品,如会放出毒气或能够自燃的废品(活性镍、磷、碱金属等),不能丢弃在废物箱或水槽中。不稳定的化学品和不溶于水或与水不混溶的溶液也禁止倒入下水道,应将其分类集中后处理。对倒掉后能与水混溶,或能被水分解或腐蚀性液体,必须用大量水冲洗。

金属钾或钠的残渣应分批小量地加到大量的醇中予以分解(操作时须戴防护目镜)。

第三节 试剂及药品使用规则

化学试剂中的部分试剂具有易燃、易爆、腐蚀性或毒性等特性,除使用时注意安全和按操作规程操作外,保管时也要注意安全,要防火、防水、防挥发、防曝光和防变质。化学试剂的保存,应根据试剂的毒性、易燃性、腐蚀性和潮解性等各不相同的特点,采用不同的保管方法。

(1)一般单质和无机盐类的固体,应放在试剂柜内,无机试剂要与有机试剂分开存放。危险性试剂应严格管理,必须分类隔开放置,不能混放在一起。

(2)易燃液体:主要是有机溶剂,极易挥发成气体,遇明火即燃烧。实验中常用的有苯、乙醇、乙醚和丙酮等,应单独存放,要注意阴凉通风,特别要注意远离火源。

(3)易燃固体:无机物中如硫磺、红磷、镁粉和铝粉等,着火点都很低,也应注意单独存放。存放处应通风、干燥。白磷在空气中可自燃,应保存在水里,并放于避光阴凉处。

(4)遇水燃烧的物品:金属锂、钠、钾、电石和锌粉等,可与水剧烈反应,放出可燃性气体。锂要用石蜡密封,钠和钾应保存在煤油中,电石和锌粉等应放在干燥处。

(5)强氧化性物品:氯酸钾、硝酸盐、过氧化物、高锰酸盐和重铬酸盐等都具有强氧化性,当受热、撞击或混入还原性物质时,可能引起爆炸。保存这类物质,不能与还原性物质或可燃物放在一起,应存放在阴凉通风处。

(6)见光分解的试剂,如硝酸银、高锰酸钾等,与空气接触易氧化的试剂,如氯化亚锡、硫酸亚铁等,都应存于棕色瓶中,并放在阴暗避光处。

(7)易腐蚀玻璃的试剂:如氢氟酸、含氟盐、氢氧化钠等应保存在塑料瓶内。

(8)剧毒试剂:如氰化钾、三氧化二砷(砒霜)、氯化汞(升汞)等,应特别注意由专人妥善保管,取用时应严格做好记录,以免发生事故。

第四节 实验的预习、记录和报告

1. 实验预习 在实验前,对所做的实验应充分做好预习工作。预习工作包括反应的原理,可能发生的副反应、反应机理,实验操作的原理和方法,产物提纯的原理和方法,注意事项及实验中可能出现的危险及处置办法,应给出详细的报告。同时还要了解反应中化学试剂的化学计量学用量,对化学试剂和溶剂的理化常数等要记录在案,以便查询。

以合成实验为例,预习提纲包括以下内容。

(1)实验目的。

(2)主反应和重要副反应的反应方程式。

(3)原料、产物和副产物的物理常数;原料用量(单位:g、mL、mol),计算理论产量。

(4)正确而清楚地画出装置图。

(5)用图表形式表示实验步骤,特别注意本实验的关键事项和实验安全。

在进行一个合成实验时,通常并不是完全按照反应方程式所示的比例投入各原料,而是增加某原料的用量。究竟过量使用哪一种物质,则要根据其价格是否廉价、反应完成后是否容易去除或回收、能否引起副反应等情况来决定。

在计算时,首先要根据反应方程式找出哪一种原料的相对用量少,以它为基准计算其他原料的过量百分数。产物的理论产量是假定作为基准的原料全部转变为产物时所得到的产量。由于有机反应常常不能进行完全,有副反应,以及操作中的损失,产物的实际产量低于理论产量。通常将实验产量与理论产量的百分比称为产率。产率的高低是评价一个实验方法以及考核实验者操作的一个重要指标。

2.实验记录 实验记录是总结实验进行的情况、分析实验中出现的问题和整理归纳实验结果必不可少的基本环节,实验记录应记在专门的实验记录本上,实验记录应有连续的页码。所有观察到的现象、实验时间、原始数据、操作和后处理方法、步骤均应及时、准确、详细地记录在实验记录本上,并签名,以保证实验记录的完整性、连续性和原始性。通过实验记录可以反映每个学生的水平,是评分的重要依据。

3.实验报告格式

实验日期: 实验人: 天气: 室温:

实验题目:

一、实验目的

二、实验原理(包括反应及可能发生的副反应)

三、化学试剂规格及用量

四、实验步骤及实验现象(言简意赅地写出实验步骤,不要完全按照教材实验内容写,步骤中文字可用符号简化,设计合理的流程图。在实验报告上应用铅笔规范画出实验装置图。)

五、实验结果(标明最终产品的质量、晶型、颜色,计算每一步反应的产率和最终产品的总产率。有鉴别实验的须标明结果呈阳性还是阴性。有薄层色谱结果的应绘制产品的展开情况,并写明展开剂种类与极性。)

NOTE

六、讨论(根据相关的理论知识对所得到的实验结果进行解释和分析,不能由于所得到的实验结果与预期的结果或理论不符而随意取舍甚至修改实验结果,需分析其异常的可能原因。如果实验失败,应找出失败的原因。另外,也可写一些实验的心得以及提出一些问题或建议等。)

七、结论(针对实验所能验证的概念、原则或理论的简明总结,是从实验结果中归纳出的一般性、概括性的判断,要简练、准确、严谨、客观。)

(白 玫)

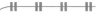 NOTE

第二章　药物化学实验室的基本技能

▎第一节　加　　热▎

在药物合成过程中,经常需要对反应体系进行加热。实验室中常用的加热仪器有酒精灯、煤气灯、电炉、电热套、水浴锅、油浴锅和红外灯等。实验室常见的加热方式如下。

(1)石棉网加热:将石棉网放在三脚架或铁环上,下方用酒精灯或煤气灯加热;或石棉网直接放置在电炉上进行加热。石棉网避免了上方玻璃容器与下方热源的直接接触,扩大受热面积,使得加热均匀,避免局部过热。该加热方法适用于加热沸点较高且不易燃的物质。常用的玻璃仪器为平底状的烧杯和锥形瓶等容器。

(2)水浴加热:水浴加热通常适用于低沸点(<80 ℃)物质的加热,或所需温度在 90 ℃以下的反应。水浴加热常见的热源有酒精灯、电炉或带有控制电流大小的电热环等。目前,实验室常用市售的电热恒温水浴锅。注意,活泼金属钾和钠等不适宜用水浴加热。

(3)油浴加热:药物合成反应中,最常见的加热方式是油浴加热。在油浴中放入电热管,通过热恒温控制器或变压器控制油浴的温度。油浴加热的温度通常有一定的浮动,最好再接上接触式温度计控温。目前,实验室常用市售的恒温加热磁力搅拌器。

油浴加热温度较高时,避免水和有机物的洒落,以免热油飞溅。

通常要根据反应的要求选择合适的油类,常见的加热范围是 80～250 ℃。常用的油类有植物油、液体石蜡、聚乙二醇、硅油和真空泵油等,它们的特点和适用范围各不相同。硅油是药物合成实验室最常用的油类,加热温度高,在 250 ℃以上时仍稳定。

(4)电热套加热:在回流反应中,实验室主要使用电热套加热,其具有无明火、升温快、温度高、易操作和耐用等优点。电热套加热由半球形加热内套和控制电路组成。其中,加热内套由无碱玻璃纤维和金属加热丝编制而成。选择电热套加热时,要根据反应体系的体积来确定,大小要合适。目前,市售电热套种类较多,主要有恒温电热套和磁力搅拌器电热套等,适用于机械搅拌和磁力搅拌下反应的加热。

第二节 冷 却

许多药物合成过程中存在放热现象,产生的热量使反应体系的温度迅速升高,如果不能及时地控制温度,可能会产生副反应、不稳定反应物分解,以及出现冲料、爆炸等危险事故。因此,冷却是药物合成过程中常见的操作。此外,还有一些情况下需要进行冷却操作,如反应中间体不稳定、降低化合物在溶剂中的溶解度和使用冷阱等。

常见的冷却方法有冷水浴、冰水浴和冰盐浴。

将反应体系的温度降低到室温以下时可以使用冷水浴。如果需要进一步降低反应体系的温度,则可以使用冰水浴。将碎冰与水混合可以制成冰水浴,其效果比只用冰好。

如果需要将反应体系的温度降低到 0 ℃以下,则需要冷却剂(见附录一)。其中,最常用的是冰盐浴。使用冰盐浴时,需要经常搅拌,并除去融化的水。使用干冰或液氮时,需要用杜瓦瓶或液氮罐,降低其挥发速度。

实验室还经常使用市售的低温恒温冷却槽等装置,冷却液通常为乙醇和乙二醇等,低温可达−40 ℃,具有控温精度高和使用方便等优点。

第三节 过 滤

为了从母液中分离析出的沉淀或结晶,或除去溶液中存在的固体杂质,药物合成过程中通常会用到过滤操作。

1. 自然过滤法 自然过滤法通常可以用于除去干燥剂、脱色的活性炭、溶液中的悬浮物或反应液中的金属催化剂等。自然过滤通常使用滤纸作为分离介质,可分为四折滤纸法和折叠滤纸法。四折滤纸法常用于获得沉淀,而折叠滤纸法常用于获得滤液。

2. 抽滤法 抽滤又称为减压过滤,是利用抽气泵使抽滤瓶中的压强降低,达到固液快速分离的方法。抽滤是药物合成实验中最常用的过滤方法,可用于分离母液中的结晶或沉淀,亦可分离得到滤液。此外,通过硅藻土或粗硅胶等介质,抽滤还可以用于除去反应液中的悬浮物、金属催化剂等物质。

当反应体系得到的结晶或沉淀较多时,通常使用抽滤漏斗和抽滤瓶进行抽滤(图 1-1(a))。

具体操作如下。

(1) 选择大小合适的抽滤漏斗和抽滤瓶。

NOTE

11

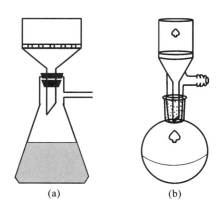

(a)   (b)

图 1-1　减压抽滤

（2）用剪刀剪出大小合适的双层滤纸，其直径要略小于抽滤漏斗内径，可自由落入漏斗中，并遮住漏斗过滤板中全部孔洞。

（3）将减压装置（通常为循环水泵）连接到抽滤瓶接口上，并装上防止倒吸的安全瓶。

（4）先用少量溶剂将滤纸润湿，慢慢减压抽吸，待滤纸紧贴到过滤板时，再加入溶液进行抽滤。

注意事项：不能抽滤热的溶液，以防暴沸或抽滤瓶爆裂；当抽滤漏斗里的固体出现裂缝时，可用刮刀或空心塞将其压紧、压实；洗涤结晶或沉淀时，应用少量溶剂分几次进行，避免损失过多。

当反应体系得到的结晶或沉淀较少时，通常使用抽滤漏斗和圆底烧瓶进行抽滤（图 1-1(b)）。具体操作如下。

（1）选择大小合适的磨口抽滤漏斗和圆底烧瓶。

（2）用剪刀剪出大小合适的双层滤纸，其直径要略小于过滤板内径，但要遮住过滤板中全部孔洞。

（3）用溶剂润湿滤纸，使其紧贴过滤板，再进行抽滤。

注意事项：不能抽滤热的溶液，以防暴沸；当抽滤漏斗里的固体出现裂缝时，可用刮刀或空心塞将其压紧、压实。

3. **微粒状沉淀或乳化溶液的过滤**　如果沉淀为颗粒状，并且需要分离得到固体沉淀，则颗粒状沉淀会堵住滤纸的孔洞，使得抽滤难以进行。如果遇到这种情况，通常静置处理，待沉淀沉降后，先将上层的滤液过滤，之后再将沉淀进行过滤。

如果沉淀为颗粒状，并且不需要分离得到固体沉淀，则可利用硅藻土的吸附功能帮助过滤。

如果沉淀物为电离性物质，后处理过程中其可能变成胶体而使得溶液出现乳化现象。胶体能够透过滤纸（反絮凝作用），使得抽滤失败。遇到这种情况，通常使用适当的盐溶液处理，若乳化仍不消退，则可利用硅藻土的吸附功能帮助过滤。

NOTE

第四节　萃　取

萃取是一种从混合物中提取或分离有机物的操作,是药物合成实验中的一种常用方法,一般在后处理过程中使用。萃取的原理是利用有机物在两种不溶或微溶溶剂中的溶解度不同而进行分离、提取的方法。根据分配定律,一定体积的萃取溶剂分成几次萃取的效果较好,通常萃取3~5次比较适宜。

萃取溶剂的选择也非常重要,一般根据被萃取物质的性质而定,常用相似相溶的原理。一般而言,极性较小、难溶于水的物质用石油醚或正己烷萃取;极性适中者用乙醚或二氯甲烷萃取;极性较大、易溶于水的物质用乙酸乙酯萃取。此外,选择萃取溶剂时,还要考虑其他因素:溶剂对待提取物质溶解度要大、不与原溶剂混溶、不易形成乳化现象、不与待提取物质或原溶剂反应、萃取溶剂沸点不宜过高、毒性较低等。目前,实验室常用的萃取溶剂有乙醚、石油醚、正己烷、乙酸乙酯、二氯甲烷、氯仿和甲苯等。

萃取操作可分为液-液萃取和固-液萃取等。在药物合成实验后处理时常用的方法是液-液萃取。液-液萃取一般使用分液漏斗,其分类有多种,例如球形和梨形等。活塞有玻璃塞和聚四氟乙烯塞两种,后者不需要涂凡士林,不污染萃取液,密封性好,使用方便,目前较为常用。具体操作如下。

(1)准备:装样前,首先选择大小合适的分液漏斗,关闭下部活塞,装置下方放置一干净的烧杯以防漏液。

(2)加样:将溶液和萃取溶剂由分液漏斗上口倒入,旋上塞子。

(3)振摇:首先,轻轻振摇,再将分液漏斗的下口略微朝上,旋动塞子放气,解除内压。然后才能比较剧烈地振摇1~2 min。请注意,放气时,分液漏斗下口不能对准人或火源。在处理低沸点萃取剂,例如乙醚、二氯甲烷时,要经常放气;当用碳酸钠或碳酸氢钠中和酸时,会持续产生二氧化碳,必须经常放气,否则容易发生分液漏斗爆裂。

(4)静置分层:振摇完毕,将漏斗放在铁圈上静置。待两层液体分开后,打开活塞,缓慢地放出下层液体。上层液体由上口倒出。

(5)重复萃取:将溶液重新倒入分液漏斗中,用新的萃取溶剂再萃取2~3次。

注意事项:①选用的分液漏斗大小要合适。②下方活塞要关闭。③剧烈振摇后要及时放气。④两相液体要完全分开后再分离。⑤确定两层液体中哪一层是需要的。

萃取操作时有时会出现乳化现象,尤其是溶液呈碱性或存在表面活性较强的物质时。首先,萃取时,应轻轻振摇,避免剧烈摇动。如果实验中出现乳化现象,除了长时间静置外,还有一些补救方法。

(1)加入适量的饱和食盐水,提高水层密度,也减少有机分子在水中的溶解度。

NOTE

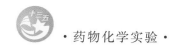
（2）在抽滤漏斗中,加入少量助滤剂（如硅藻土和粗硅胶）,抽滤后将滤液重新倒回分液漏斗中。

（3）加入数滴水溶性溶剂,如乙醇等,改变表面张力。

（4）将乳浊液倒入锥形瓶,旋紧塞子,放入冰箱冷冻,利用深冷破乳。

第五节　干　　燥

干燥是用来除去液体、固体和气体中含有的少量水分或有机溶剂的方法。有机化合物结构鉴定或测定熔点前,通常要对其进行干燥处理;许多药物合成反应需要在无水情况下进行,所用原料和溶剂均需干燥。干燥是药物合成实验中常用的操作方法。

干燥的方法可以分为两类:一类是物理方法,通常利用吸附、分馏、加热或分子筛等物理过程,达到干燥的目的;另外一类是化学方法,通常利用干燥剂与水反应除去水,达到干燥的目的。其中,干燥剂一般分为两类:一类是能与水可逆地结合成水合物的干燥剂,如硫酸钠、硫酸镁和氯化钙等;另一类是能与水起反应生成新化合物的干燥剂,如五氧化二磷、金属钠、金属氢化物和氧化钙等。常用的干燥剂见附录六。

气体干燥可以在干燥塔（固态干燥剂,如氯化钙等）或洗瓶（液态干燥剂,如浓硫酸等）中进行。

固态物质干燥时,如果其对热稳定,可放在红外灯下或烘箱中干燥;一般情况下,实验室常用真空干燥器或真空恒温干燥箱进行干燥,具有操作简便和条件温和等优点。

对于液体的干燥,通常将干燥剂（如硫酸钠、硫酸镁等）与其充分混合后放置一段时间,最后将干燥剂除去,该法只能除去少量的水分。此外,还可通过共沸蒸馏法对液体进行干燥。

第六节　蒸　　馏

蒸馏是分离和提纯液态物质常用的方法。将液体加热至沸腾,使液体汽化,然后再将气体冷凝为液体的过程称为蒸馏。其不但能够将挥发性物质与难挥发性物质分离,而且可以分离沸点不同的物质（一般沸点相差 30 ℃以上）。药物合成反应中,常用的蒸馏操作为常压蒸馏和减压蒸馏。后者适用于常压下受热易分解物质的分离。

1. 常压蒸馏　常压蒸馏通常用于纯化沸点低于 150 ℃的液体化合物。对于产

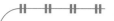

物的纯度要求不高,且含有少量杂质时,可用该法进行纯化。常压蒸馏的装置如图 1-2(a)所示。

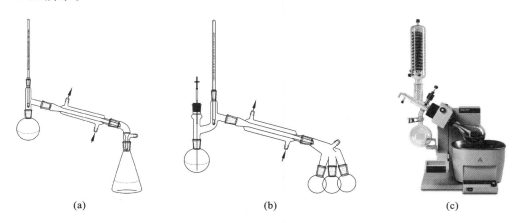

(a)　　　　　　　　　　(b)　　　　　　　　　(c)

图 1-2　常见蒸馏装置示意图

常压蒸馏所需的仪器包括下面 3 个部分。

(1)蒸馏烧瓶:待分离液体在瓶中受热汽化,经蒸馏头馏出。

注意:液体体积不少于烧瓶的 1/3,不超过 2/3。加热前需要加入沸石。加热方式通常为油浴加热、电热套加热等。

(2)冷凝器:蒸汽在此处冷凝液化。

注意:液体沸点高于 130 ℃时用空气冷凝管,低于 130 ℃时用水冷凝管。一般不用球形冷凝管。

(3)接收器:圆底烧瓶或锥形瓶收集冷凝的液体。

2．减压蒸馏　减压蒸馏通常用于纯化高沸点的物质或常压下受热易分解物质。减压蒸馏通过降低体系内的压力以降低液体的沸点,达到低温即可蒸馏纯化的目的。实验室常用的减压装置为水泵和油泵两种,后者效率远高于前者。减压蒸馏的装置如图 1-2(b)所示。

此外,实验室还利用减压蒸馏的原理进行浓缩操作。目前,药物合成反应中,最常见的浓缩装置是旋转蒸发仪,具有简洁、高效和稳定等优点。旋转蒸发仪如图 1-2(c)所示。

注意事项:①选用耐压的玻璃仪器。②缓慢旋转,以防烧瓶落入水浴锅中。③产生较多泡沫或暴沸时,马上减压。④水浴锅的温度不宜超过溶剂的沸点。⑤停止浓缩时,应先停止旋转,再恢复常压,并注意防止烧瓶脱落。

第七节　重　结　晶

在药物合成过程中,最终得到的固体粗产物通常含有一些杂质,如未反应的原料或副产物等。为了得到纯度较高的产物,必须将产物与杂质进行分离,而重结晶

NOTE

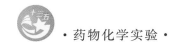

是常用的分离方法之一。

重结晶的原理是利用混合物中不同组分在某种溶剂中溶解度的差异或在同一溶剂中不同温度时溶解度差异而分离不同组分。通常,固体有机物在溶剂中的溶解度随温度的变化而变化,一般升高温度,溶解度升高;反之,溶解度降低。

重结晶的一般操作:先将固体混合物用热的溶剂溶解达到饱和状态,如有不溶物要趁热滤除,如有颜色要脱色,冷却使溶液过饱和而析出结晶。为了得到高纯度的产物,重结晶粗品中杂质的含量一般低于 5%。因此,杂质含量较高的固体粗品通常不能直接用于重结晶,一般要经过初步提纯后再进行重结晶。如果一次重结晶后产物的纯度达不到要求,可以多次重结晶,但损失也会增多。

药物合成中的重结晶操作所需仪器设备较为简便,操作流程比较固定,但重结晶的难点在于实验经验和技巧。

如果选用的重结晶溶剂为易挥发、易燃或有毒液体,则重结晶需在回流冷凝装置中进行;若溶剂为水或无毒不挥发的液体,则可用锥形瓶作为容器。重结晶加热溶解过程中一般不使用明火,通常使用电热套、油浴等装置。

重结晶操作中热过滤步骤通常使用折叠滤纸过滤。一般情况下,不用减压抽滤,因重结晶操作中过滤的溶剂温度较高,减压下溶剂易暴沸,易浓缩冷却,导致晶体过早在抽滤瓶中析出,影响产品纯度。具体操作如下。

(1)溶剂的选择:溶剂的选择直接关系到重结晶的成败。首先,溶剂不能与重结晶物质产生化学反应。其次,在所选的溶剂中,重结晶物质应该具有冷时难溶、热时易溶的特征,杂质应具有较大的溶解度或较低的溶解度。

如果化合物是已知的结构,可以通过文献资料查找相应的溶剂。如果化合物是未知的结构,则需要用少量的样品进行初步摸索。溶剂的选择一般遵循"相似相溶"的原则。

如果选择不到一种合适的单一溶剂进行重结晶,则需要考虑使用混合溶剂。找出粗产品易溶的溶剂和难溶的溶剂,并且两种溶剂能够互溶,通过实验的方法优化两种溶剂的比例而得到最佳重结晶混合溶剂。常见的混合溶剂有乙醇-水、乙醇-氯仿、1,4-二氧六环-水、乙醚-丙酮和氯仿-石油醚等。

(2)溶解:将粗品置于锥形瓶或圆底烧瓶中,加入沸石和少量的溶剂,再加热至沸腾。在沸腾情况下,分批少量补加溶剂,直至固体全部溶解,然后再补加总量10%左右的溶剂,避免趁热过滤时样品过早析出。如果预实验时已发现有不溶性杂质存在,则避免加入过量的溶剂。

若采用混合溶剂进行重结晶,首先将样品置于适量良溶剂中,加热至沸腾到完全溶解,再分批缓慢加入另外一种不良溶剂,直至溶液中出现浑浊现象,最后再补加少量良溶剂至溶液澄清。

如果溶解样品的溶液有颜色,则需要进行脱色处理。向热溶液中加入适量活性炭(约为样品质量的 2%),加热煮沸约 5 min 后再趁热过滤。注意不要向沸腾的溶

 NOTE

16

液中加入活性炭,避免发生暴沸。

（3）趁热过滤：通常为了除去不溶性杂质,热溶液需要进行趁热过滤。如果热溶液澄清透明,无不溶性杂质,则可略去趁热过滤操作。先将折叠滤纸放置于漏斗里,再趁热将热溶液转移到漏斗中,自然过滤。一般情况下,热溶液要用重力过滤,而不用减压抽滤,因为热溶液在减压条件下易暴沸、易冷却产生结晶。

（4）结晶：将热滤液在室温条件下静置,缓慢冷却、析晶。冷却过程中,不要振摇滤液,也不要用冷水加速析晶,否则得到的结晶体积较小,表面积较大,容易吸附杂质。如果滤液冷却后没有晶体析出,通常可以用玻璃棒摩擦液面附近的玻璃壁来引发结晶；另一种方法是加入少量粗品晶体,诱发结晶。

（5）过滤：首先,用少量溶剂将抽滤漏斗中的滤纸润湿,再打开水泵将滤纸吸紧。用玻璃棒或刮刀将晶体和母液缓慢转移到漏斗中,容器中残留的少量晶体用母液洗涤转移。待滤液抽滤完毕后,解除真空,滴加新鲜溶剂至刚好能够覆盖住晶体,打开水泵,除去洗涤液。洗涤 2～3 次后,晶体用刮刀或玻璃空心塞压实,尽量除去溶剂。

（6）干燥：晶体干燥的方法通常有空气中晾干、红外灯烘干以及干燥器加速干燥。其中,空气中晾干适用于含有易挥发溶剂的晶体；红外灯烘干适用于性质稳定的固体有机化合物,并且干燥的温度要低于晶体熔点 10～20 ℃；干燥器若可加热,加热温度亦要低于晶体熔点 10～20 ℃。

第八节 薄层色谱法

色谱法又称色谱分析法,是常用的分离、分析和纯化方法,在药物合成中应用广泛。与传统的蒸馏、重结晶等分离纯化方法相比,具有高灵敏度、高效、微量和准确等优势。色谱法的基本原理是利用混合物中不同组分在某种物质(固定相)中的吸附或溶解性能不同,在混合物溶液经过该物质时将混合物进行分离。与固定相吸附作用小或溶解性能差的组分在固定相中移动较快,反之则移动较慢,经过反复的吸附或分配过程,最终在固定相中形成条带。固定相可以是固态吸附剂或载体上的液态物质；流动的溶液为流动相,可以是液体或气体。根据操作条件不同,色谱法可分为纸色谱法、薄层色谱法、柱色谱法、高效液相色谱法和气相色谱法等。

薄层色谱(thin layer chromatography,TLC)主要将固定相(硅胶或氧化铝)涂在玻璃板、塑料板或铝片上,形成一层均匀薄层,活化后进行点样,展开剂(流动相)展开,在经显色后,确定不同组分的比移值(R_f值)(图 1-3)。一定条件下,R_f值是化合物的特征常数。在同一块薄层板上,可以分离和鉴定不同或相同的化合物组分。

R_f＝组分斑点中心至原点中心的距离/展开剂前沿至原点中心的距离

薄层色谱具有易操作、速度快和直观等优点,是药物合成实验中常用的分析方

NOTE

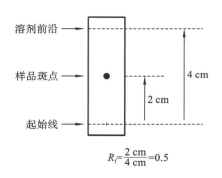

$$R_f = \frac{2\ cm}{4\ cm} = 0.5$$

图 1-3　比移值示意图

法。薄层色谱常用于跟踪反应进程、判断中间体产生和反应的终结等,为后期的柱色谱探索合适的条件。此外,较厚、面积较大的薄层板,配以紫外灯,可以用于分离几十毫克至几百毫克的样品,相比柱色谱等方法,具有方便、快速等特点。具体操作如下。

（1）点样:选取大小合适的薄层板(可用玻璃刀进行切割),在其一端约 1.5 cm处,用铅笔轻轻画出一条直线作为起始线,根据板的宽度和点样样品的数目,用铅笔轻轻标记出均匀的几个等分点(点与点之间的距离要合适,不宜过近)。用点样毛细管吸取样品溶液(一般为低沸点、易挥发的溶液),在等分点上轻轻接触后立即移开(防止样品点直径过大),同一个点的点样次数需要根据样品溶液的浓度调节,稀溶液需点样次数多一些,反之次数少一些(如若样品显荧光,可在紫外灯下直接观测斑点)。点样完毕后,待溶剂挥发干后才可进行下一步操作。

（2）展开剂选择:展开剂的选择是薄层色谱的关键。展开剂的选择要考虑多种因素,例如极性、溶解性以及挥发性等。展开剂的极性要合适,极性太大,样品组分完全随展开剂移动,R_f 值太大;极性太小,样品组分完全吸附在固定相上,R_f 值太小。

在实际操作中,如果单一溶剂不能满足要求,则可按照一定比例配制混合溶剂,例如石油醚-乙酸乙酯、石油醚-二氯甲烷、二氯甲烷-甲醇、氯仿-甲醇等。

常用溶剂的极性:石油醚＜环己烷＜甲苯＜二氯甲烷＜氯仿＜乙酸乙酯＜丙酮＜乙醇＜甲醇＜水＜醋酸等有机酸。

（3）展开:展开前,可提前几分钟将展开剂倒入展开槽中,密封,待溶剂蒸气饱和后再将薄层板放入展开槽中,稍微倾斜靠在玻璃壁上。展开剂不能浸没起始线,同时,展开剂前沿不能到达顶端。

（4）显色:样品中各组分经薄层板展开后,若本身带有颜色,则可直接观察;若样品无色,则需要进一步显色。

紫外灯显色:混有荧光物质(通常为 GF254)的薄层板,在紫外灯照射下(波长为254 nm)发出绿色背景。如果化合物中含有共轭双键,其在紫外灯照射下会显示出比背景颜色更深的斑点。

碘蒸气显色:将单质碘混杂在硅胶粉中,密闭于容器中,该容器称为碘缸。碘缸密闭的空间里含有碘蒸气。大多数有机化合物(烷烃和卤代烷烃)遇碘蒸气能显示黄色或黄棕色的斑点。其中,含杂原子、不饱和键和芳环的化合物易与碘反应,故显色更明显。

显色剂显色:此外,还可用显色剂对样品组分进行显色,例如磷钼酸、浓硫酸、茚三酮、高锰酸钾、三氯化铁等。

在薄层色谱操作过程中,如果样品组分与固定相的作用较强时,常会出现拖尾现象。对于酸类化合物,一般在展开剂中加入少量的醋酸,以增强展开剂的极性;对于碱性化合物,通常在展开剂中加入少量三乙胺。

(张 磊)

NOTE

· 第二部分 ·

药物的性质实验

实验一　药物溶解度及熔点测定实验

一、目的要求

（1）掌握药物熔点测定的方法，理解药物熔点与纯度之间的关系。

（2）掌握药物在不同溶剂中溶解度测定的方法。

（3）熟悉药典中定义溶解度的范围，并熟悉熔点仪的使用。

二、实验原理

1. 溶解度　药物的溶解度是指在一定温度下，药物能溶解于一定量溶剂中的最大量，是药物的一种物理性质，表示药物在某种溶剂中的溶解性能。在药物配制时，可根据药物的溶解度选择适当的剂型。此外，溶解度还影响药物在体内的吸收、分布、代谢、排泄，进而影响药物的疗效。

《中国药典》对药物溶解度的描述术语及定义范围表示如下。

极易溶解：1 g 溶质能在<1 mL 的溶剂中溶解。

易溶：1 g 溶质能在≥1 mL、<10 mL 的溶剂中溶解。

溶解：1 g 溶质能在≥10 mL、<30 mL 的溶剂中溶解。

略溶：1 g 溶质能在≥30 mL、<100 mL 的溶剂中溶解。

微溶：1 g 溶质能在≥100 mL、<1000 mL 的溶剂中溶解。

极微溶解：1 g 溶质能在≥1000 mL、<10000 mL 的溶剂中溶解。

几乎不溶或不溶：1 g 溶质在≥10000 mL 的溶剂中不能完全溶解。

2. 熔点　熔点是指一种物质按照规定方法测定时，由固态熔化成液态时的温度；或熔融同时分解时的温度；或熔化时自初熔至全熔时的温度范围。

纯净的药物一般都有固定的熔点，且熔程一般为 0.5～1 ℃；当其中掺杂有少许杂质，则熔点会显著降低，且熔程增大。因此，可以通过测定药物的熔点来鉴别药物的真伪和判断药物的纯度。

三、实验方法

1. 溶解度的测定　称取维生素 C、芦丁、非那西汀各三份，每份 0.1 g，研成细粉。分别加入适量溶剂（水、乙醇、乙醚），室温下每隔 5 min 振摇 30 s，30 min 后观察溶解情况，如无目视可见的溶质颗粒，即视为完全溶解。记录各溶剂用量。

2. 熔点的测定　毛细管开口端插入药品粉末中，反复操作至毛细管中填装药品

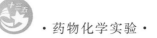

高度为 3～4 mm，自上而下反复掷于细玻璃管中，使药品压实于毛细管封口端。启动熔点测定仪，设置初始温度 100 ℃，升温速度为 1 ℃/min，待其稳定后，垂直插入装有药品的毛细管（注意毛细管封口端朝下）。记录药品初熔和全熔的温度。

　　注释：分发的药品为未知物，并事先编号，可能是维生素 C、芦丁、非那西汀中的一种，也可能是它们的混合物。

附　注

　　（1）测定药物溶解度时，为了便于观察，药品的取用量可适当减少；根据药典对药物溶解度的定义范围，实验时先加入最小溶剂量溶解药品。

　　（2）在熔点测定仪的毛细管插口插入装有药品的毛细管时，务必垂直插入、垂直取出。

　　（3）测定未知样品的熔点时，第一次测定的时候升温速度可以适当调大一些，初步估计未知样品的熔点，第二次重复测定时可以将初始温度设置成接近样品熔点的温度，升温速度调小一些，这样就可以更准确地测出未知样品的熔点。

　　本实验约需 2 h。

实　验　指　导

（一）预习要求
（1）学习药物溶解度和熔点的定义。
（2）查阅影响药物溶解度和熔点的因素。

（二）思考题
（1）药物的极性与药物的溶解度之间有什么关系？
（2）增加药物溶解度的方法有哪些？
（3）测量熔点时，如果升温速率过快，会使测得的熔点偏高还是偏低？为什么？

（李瑞燕）

实验二　药物的氧化变质实验

一、目的要求

（1）掌握鉴定药物氧化变质的主要方法。

（2）熟悉影响药物氧化变质的主要因素。

二、实验原理

药物发生变质的反应有氧化、水解、异构化、聚合、脱羧等，最常见的是氧化与水解反应。影响药物发生氧化反应的因素主要有六个方面：氧气或氧化剂的浓度、溶液酸碱度、温度及加热时间、金属离子、光照以及其他还原性物质的存在与否。具有还原性的药物或其水溶液暴露于日光、受热、遇空气中的氧能被氧化而变质，其氧化速度、药物颜色随放置时间延长而加快、加深。氧化剂、微量金属离子的存在可催化氧化反应的进行。加入抗氧化剂、金属络合剂，可消除或减慢氧化反应。

1. 阿司匹林　临床主要用于解热镇痛、消炎抗风湿以及血栓栓塞性疾病的预防和治疗等。阿司匹林在潮湿的环境中易水解生成水杨酸，水杨酸能被氧化剂如重铬酸钾氧化为羧基对苯醌，在空气中慢慢变为淡黄色，然后是红棕色，最后变为深棕色。

$$H_3C-\!\!\!\!\underset{阿司匹林}{\underset{}{}}\!\!\!\!COOH \xrightarrow{\;水解\;} \underset{水杨酸}{}\!\!\!\!COOH \xrightarrow[H^+]{K_2Cr_2O_7} \underset{羧基对苯醌}{}COOH$$

2. 维生素 C　也叫 L-抗坏血酸，临床主要用于预防和治疗维生素 C 缺乏症，也用于尿的酸化、高铁血红蛋白血症等，也广泛用作制药和食品工业的抗氧化剂和添加剂。本品在干燥空气中比较稳定，遇空气中氧、热、光、碱性物质易被氧化。维生素 C 中有连二烯醇的结构，具有较强的还原性，很容易被氧化生成黄色的去氢维生素 C。

$$\underset{维生素C}{} \xrightarrow{\;[O]\;} \underset{去氢维生素C}{}$$

NOTE

3. 盐酸异丙肾上腺素　为肾上腺素 β 受体激动剂,临床主要用于治疗心源性或感染性休克、房室传导阻滞、心搏骤停、支气管哮喘等。异丙肾上腺素具有邻苯二酚的结构,因此容易被氧化,日光、热及微量重金属离子能加速其氧化,最初的氧化产物为异丙肾上腺素红,其颜色由粉红色变为红色,最后变为棕色,棕色产物是多聚体。

异丙肾上腺素　[O] →　　　−H₂ →

异丙肾上腺素红　　　　　多聚体

4. 盐酸氯丙嗪　又叫冬眠灵,为中枢多巴胺受体的阻断剂,临床常用于治疗精神分裂症和躁狂症,大剂量时可用于镇吐、强化麻醉及人工冬眠等。氯丙嗪结构中具有吩噻嗪母环,其环上的 S 和 N 原子均是良好的电子给予体,容易被氧化,氧化产物非常复杂,有十几种,最初的氧化产物是深红色或红棕色的醌式化合物。

吩噻嗪母环　[O] →

三、实验方法

1. 原料规格及配比

试剂名称	规格	用量	物质的量	物质的量之比
阿司匹林	AR	0.1 g		
维生素 C	AR	0.2 g		
盐酸异丙肾上腺素	CP	0.5 g		
盐酸氯丙嗪	CP	0.1 g		
H_2O_2 溶液	3%(自配)	适量		
亚硫酸钠溶液	2%(自配)	适量		
硫酸铜溶液	(自配(附注(1)))	适量		
EDTA-2Na 溶液	(0.05 mol/L,自配)	适量		

2. 操作

（1）样品溶液的配制：称取阿司匹林 0.1 g、维生素 C 0.2 g、盐酸异丙肾上腺素 0.5 g、盐酸氯丙嗪 0.1 g，分别放于 50 mL 锥形瓶中，各加蒸馏水 25 mL（附注（2）、（3）），充分振摇使其溶解，再用移液管分别将四种药液均匀地分成 5 等份，置于带有塞子的具塞试管中，并用标签纸分别给试管编号，按下列方法操作（附注（4））。

（2）将上述四种药液的 1 号管都同时拔除塞子，让它们暴露于空气中，并放于日光（或灯光）下照射 30 min，观察它们的颜色变化，用"＋"号记录法表示不同时间段的颜色变化。

（3）向上述四种药液的 2 号管中分别加入 3％的 H_2O_2 溶液 10 滴，并放进沸水浴中加热，10 min、20 min、30 min 时观察并记录溶液的颜色变化。

（4）向以上四种药品的 3 号管中分别加入 2％的亚硫酸钠溶液 2 mL，再加 3％的 H_2O_2 溶液 10 滴，并置于沸水浴中加热，观察并记录 5 min、20 min、40 min 时的颜色变化。

（5）向以上四种药品的 4 号管中分别加入硫酸铜溶液（附注（1））2 滴，观察其颜色变化，并做记录。

（6）向以上四种药品的 5 号管中分别加入 0.05 mol/L 的 EDTA-2Na 溶液 2 mL，再加入硫酸铜溶液（附注（1））2 滴，观察其颜色变化，并做记录。

		阿司匹林	维生素 C	盐酸异丙肾上腺素	盐酸氯丙嗪
1 号	10 min				
	20 min				
	30 min				
2 号	10 min				
	20 min				
	30 min				
3 号	5 min				
	20 min				
	40 min				
4 号	10 min				
	20 min				
	30 min				
5 号	10 min				
	20 min				
	30 min				

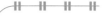

NOTE

附　注

（1）硫酸铜溶液的配制：取硫酸铜 12.5 g，加水使溶解成 100 mL 即得。

（2）溶解样品或配制溶液所用的水均为蒸馏水。

（3）所有用到的玻璃仪器都必须用蒸馏水反复洗净，以消除残留的金属离子的影响。

（4）实验中四种药品加入的试剂相同，但若反应条件不同，也会影响结果。因此，取用数量、时间、温度、空气、光线等实验条件，均应注意保持一致，以便于进行对照。

本实验约需 4 h。

实验指导

（一）预习要求

（1）阿司匹林、维生素 C、盐酸异丙肾上腺素、盐酸氯丙嗪的结构及理化性质。

（2）影响药物氧化变质的主要因素。

（二）思考题

（1）请从结构上分析阿司匹林、维生素 C、盐酸异丙肾上腺素、盐酸氯丙嗪氧化变质的原因。

（2）通常影响药物氧化反应的外界因素主要有哪些？

（3）可采取哪些预防措施防止药物氧化变质？

（4）用 EDTA-2Na 防止药物氧化变质的原理是什么？

（李长庚）

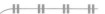

实验三　苯佐卡因的稳定性实验

一、目的要求

（1）掌握苯佐卡因溶液稳定性的影响因素及 pH 值对其稳定性的影响。
（2）熟悉薄层色谱法的应用及其检查药物杂质的一般过程。

二、实验原理

苯佐卡因（4-氨基苯甲酸乙酯）为局部麻醉药，无臭，味微苦而麻，作用强，毒性低。其结构式如下。

苯佐卡因溶液不稳定，易被水解，在一定温度下，水解速度随氢氧根离子浓度的升高而加快。

三、实验方法

1. 原料规格及配比

试剂名称	规格	用量	物质的量	物质的量之比
苯佐卡因	CP	0.05 g		
氢氧化钠溶液	AR	适量		
盐酸	AR	适量		
4-氨基苯甲酸	CP	0.04 g		
甲醇	AR	20 mL		

2. 操作

（1）标准液的制备操作如下。

①0.4％的 4-氨基苯甲酸甲醇溶液,作为点样液 A。

②0.4％的苯佐卡因甲醇溶液,作为点样液 B。

（2）供试液的制备操作如下。

①取 5 mL 点样液 B,用 1 mol/L 的盐酸调 pH 值至 2～3（附注（1））,沸水浴中加热 25 min,作为点样液 C。

②取 5 mL 点样液 B,用 1 mol/L 的氢氧化钠溶液调 pH 值至 11～12（附注（1））,沸水浴中加热 25 min,作为点样液 D。

（3）点样:分别用毛细管取点样液 A、B、C、D 在薄层板上（附注（2））,距薄层板一端边缘 1 cm 处点样,各点间距离约 0.5 cm,两边点样点与薄层板左右两边各距 0.5 cm（附注（3））。

（4）展开:用石油醚和乙酸乙酯（3∶1）加一滴冰醋酸混合液作为展开剂,加入密闭的层析缸中,饱和后（附注（3））将上述薄层板放入,当展开剂前沿至薄层板上沿约 1 cm 处时,将薄层板取出,晾干。

（5）显色及描点:用对二甲氨基苯甲醛试液（对二甲氨基苯甲醛 1.0 g 溶于 30％盐酸 25 mL 及甲醇 75 mL 混合液中）喷雾显色,或在紫外灯下（254 nm）观察并记录斑点的位置,用铅笔标记。

（6）计算:根据点样原点与显色斑点（或荧光斑点）中心距离 a 与点样原点与展开剂上行的前沿距离 b 的比值分别算出四个样品（点样液 A、B、C、D）的比移值（R_f 值）（图 2-1）。

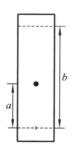

图 2-1　计算比移值

附　注

（1）液体混匀后再测定 pH 值,一定要达到规定范围。

（2）薄层板要进行高温活化。

（3）减少展开剂的挥发,防止边缘效应。

本实验约需 2 h。

| 实 验 指 导 |

（一）预习要求

（1）学习酯水解的条件及产物。

（2）学习薄层色谱法的原理及应用。

（二）思考题

（1）苯佐卡因的稳定性受哪些因素的影响？

（2）为什么可以用对二甲氨基苯甲醛试液显色？是否还有其他的显色液？

（3）薄层色谱法在药物杂质检测中的用途是什么？相对于其他检测方法有哪些优缺点？

（祁宝辉）

NOTE

一、目的要求

（1）掌握心血管系统常用药物的鉴别原理和鉴别方法。

（2）熟悉性质实验过程中的基本操作。

二、实验原理

利用药物中不同官能团的性质，通过其与化学试剂在一定条件下发生的化学反应所产生的颜色、沉淀、气体、荧光等现象来鉴别药物的方法。

（1）硝酸异山梨酯加浓硫酸被破坏后产生硝酸，继而加入硫酸亚铁，生成硫酸亚硝酰合铁，在两层液体界面处出现棕色环。

$$2HNO_3 + 6FeSO_4 + 3H_2SO_4 \longrightarrow 3Fe_2(SO_4)_3 + 4H_2O + 2NO$$

$$FeSO_4 + NO \longrightarrow Fe(NO)SO_4$$

（2）利血平为含吲哚的生物碱类物质，可与香草醛试剂反应，显玫瑰红色；在醋酸和硫酸溶液中，与对二甲氨基苯甲醛反应，显绿色，再加冰醋酸则转为红色。

（3）卡托普利结构中含有官能团巯基，可与亚硝酸发生反应生成红色的亚硝酰硫醇酯。

（4）盐酸普鲁卡因胺结构中含芳伯氨基，可与亚硝酸生成重氮盐，再与碱性 β-萘酚生成红色偶氮类化合物。

（5）盐酸胺碘酮结构中含有羰基，与2,4-二硝基苯肼反应，生成黄色的胺碘酮-2,4-二硝基苯腙沉淀；盐酸胺碘酮结构中含有碘，加硫酸进行有机破坏，有紫色的碘蒸气溢出。

三、实验方法

1. 原料规格及配比

试剂名称	规格	用量	物质的量	物质的量之比
硝酸异山梨酯	CP	20 mg		
利血平	CP	1.5 mg		
卡托普利	CP（稳定型）	25 mg		
盐酸普鲁卡因胺	CP	50 mg		
盐酸胺碘酮	CP	70 mg		

2. 操作

（1）硝酸异山梨酯实验。

①取本品约10 mg，置于试管中，加水1 mL和硫酸2 mL，摇匀使溶解，放冷，沿管壁缓缓滴加硫酸亚铁溶液3 mL，静置使分层，液面交界处出现棕色环。

②取本品约10 mg，加水1 mL溶解，再加高锰酸钾溶液，紫色不褪去。

（2）利血平实验。

①取本品约1 mg，加新配的香草醛试剂0.2 mL，放置2 min，出现玫瑰红色。

②取本品约0.5 mg，加对二甲氨基苯甲醛5 mg、冰醋酸0.2 mL和硫酸0.2 mL，混匀，显绿色；接着再加冰醋酸转为红色。

（3）卡托普利实验。

取本品约25 mg，置于试管中，加乙醇2 mL溶解，加少许亚硝酸钠结晶和稀硫酸10滴，振摇，溶液呈红色。

（4）盐酸普鲁卡因胺实验。

取本品约50 mg，置于试管中，加稀盐酸1 mL（必要时缓慢煮沸使其溶解，放冷），滴加亚硝酸钠溶液5滴，摇匀。再加水3 mL使之稀释，加碱性β-萘酚试液2 mL，振摇，有红色沉淀析出。

NOTE

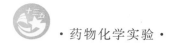

（5）盐酸胺碘酮实验。

①取本品约 20 mg，置于试管中，加乙醇 2 mL 溶解，加 2,4-二硝基苯肼高氯酸溶液 2 mL，加水 5 mL，静置，有黄色沉淀产生。

②取本品约 50 mg，加硫酸 1 mL，微热，并用湿润的淀粉碘化钾试纸测试，观察试纸是否变蓝。

附　注

（1）实验中药品如是片剂，应先将其研细，取细粉适量，用适宜溶剂提取，过滤取滤液，可取滤液直接进行鉴别反应，也可将滤液蒸干得残渣进行鉴别反应。

（2）应注意片剂包装上所示含量为主药含量，而不是片重。反应试剂在取量时应尽量准确，加入量过多或过少，也不易出现反应结果。

（3）硝酸异山梨酯在室温及干燥状态下较稳定，但遇热或强烈撞击下会发生爆炸，实验中要小心。

（4）卡托普利含有巯基（—SH），具有类似蒜的臭味。

（5）利血平遇光色渐变深，其溶液变色更快；盐酸普鲁卡因胺有引湿性，故二者均应避光密封保存。

（6）硫酸亚铁溶液：称取硫酸亚铁结晶 8 g，加新沸过的冷水 100 mL 使溶解，即得。本溶液应临用新制。

本实验约需 2 h。

实验指导

（一）预习要求

学习心血管系统常用药物的结构及其性质。

（二）思考题

（1）利血平和香草醛试剂发生反应是基于什么原理？

（2）硝酸异山梨酯为什么不能使高锰酸钾溶液的紫色褪去？

（李瑞燕）

NOTE

实验五　水溶性维生素的性质

一、目的要求

（1）掌握几种常用水溶性维生素的鉴别原理和鉴别方法。

（2）熟悉基本实验操作，巩固实验原理。

二、实验原理

（1）维生素 B_1 氧化成硫色素，硫色素溶于正丁醇中呈现蓝色荧光；加酸使成酸性，荧光消失；碱化后，荧光又复现。

（2）维生素 B_1 与二氯化汞、碘、碘化汞钾试液可以产生沉淀。

（3）维生素 B_2 的水溶液有黄绿色荧光，pH 值为 6～7 时荧光最强；但加入酸或碱，荧光立即消失；遇还原剂如连二亚硫酸钠被还原成无荧光的二氢核黄素。

（4）维生素 B_6 与 2,6-二氯对苯醌氯亚胺试液作用生成蓝色化合物，几分钟后蓝色转为红色；维生素 B_6 还能与硼酸生成配合物，此配合物不再与 2,6-二氯对苯醌氯亚胺试液发生反应而显色。

（5）维生素 C 由于具有连二烯醇的结构，故易被氧化，与硝酸银试液反应，产生银的黑色沉淀；与 2,6-二氯靛酚试液反应，试液由红色转为无色。

三、实验方法

1. 原料规格及配比

试剂名称	规格	用量	物质的量	物质的量之比
维生素 B_1	CP(mp. 248 ℃)	55 mg		
维生素 B_2	CP(mp. 290 ℃)	1 mg		
维生素 B_6	CP(mp. 231～233 ℃)	10 mg		
维生素 C	CP(mp. 231～233 ℃)	300 mg		

2. 操作

（1）维生素 B_1 实验操作如下。

①取本品约 5 mg，加氢氧化钠溶液 2.5 mL 溶解，加铁氰化钾试液 0.5 mL 与正丁醇 5 mL，强力振摇 2 min，静置使分层，放在紫外灯下观察，上层的醇层显蓝色荧光；接着滴加稀硝酸成酸性，荧光立即消失；再滴加 10％的氢氧化钠溶液成碱性，又

NOTE

出现蓝色荧光。

②取本品约 20 mg,加水 1 mL 溶解,加二氯化汞试液 2 滴,析出白色沉淀。

③取本品约 30 mg,加水 3 mL 溶解,分成两份:一份加碘试液 2 滴,析出棕色沉淀;另一份加碘化汞钾试液 2 滴,产生黄色沉淀。

(2)维生素 B_2:取本品约 1 mg,加水 100 mL 溶解,溶液在紫外灯下观察显黄绿色荧光。分三份:第一份加稀硝酸,荧光立即消失;第二份加 10% 的氢氧化钠溶液,荧光立即消失;第三份加连二亚硫酸钠结晶少许,荧光亦消失。

(3)维生素 B_6:取本品约 10 mg 置于烧杯中,加水 100 mL 溶解,各取 2 mL 置于甲、乙两个试管中,各加 20% 醋酸钠溶液 2 mL,甲试管作为空白对照,加水 2 mL,混匀;乙试管中加 4% 硼酸溶液 1 mL,混匀。两管分别迅速加 2,6-二氯对苯醌氯亚胺试液 2 mL,甲试管中显蓝色,几分钟后转为红色,乙试管中不显色。

(4)维生素 C:取本品约 0.3 g,加水 15 mL 溶解,分成三份,即一份作为空白对照,其余两份进行如下操作。①取上述溶液 5 mL,加硝酸银试液 0.5 mL,即产生黑色沉淀。②取上述溶液 5 mL,加 2,6-二氯靛酚试液 2 滴,试液的颜色立即消失。

附 注

(1)若供试品为普通片剂、颗粒剂等,可将其研细,取细粉适量,加水溶解,过滤,取滤液按上述方法操作;若供试品为注射剂,直接取适量按上述方法操作,实验现象应该相同。

(2)维生素 B_6、维生素 C 容易发生氧化变质,应在开封取出后立即实验。

(3)加入试液的量应尽量准确,过多或过少都会影响颜色变化,不便于观察确认。

(4)碘化汞钾试液:取二氯化汞 1.36 g,加水 60 mL 使溶解,另取碘化钾 5 g,加水 10 mL 使溶解,将两液混合,加水稀释至 100 mL,即得。

本实验约需 2 h。

实 验 指 导

(一)预习要求

(1)学习维生素的分类及稳定性方面的必要知识。

(2)学习水溶性维生素的结构及其性质。

NOTE

（二）思考题

（1）维生素 C 在生产、储存的过程中，暴露在空气中颜色会变深的主要原因是什么？

（2）维生素 B_1 能否和碱性药物配伍使用？为什么？

（李瑞燕）

NOTE

·第三部分·
药物的制备实验

实验六 阿司匹林的合成

一、目的要求

（1）掌握制备阿司匹林的实验原理及实验方法。

（2）熟悉重结晶、减压过滤、洗涤、干燥等基本原理和实验操作。

（3）了解阿司匹林的性状、化学性质，了解基本仪器的组装以及其应用价值。

二、实验原理

阿司匹林（aspirin），又称乙酰水杨酸（acetyl salicylic acid），主要用于解热、镇痛、消炎、抗风湿、抗关节炎，特别是对轻、中度钝痛疗效较好，是治疗风湿热的首选药物，用药后可解热、减轻炎症，使关节症状好转。近年来在原有的治疗作用基础上，又发现其具有抑制血小板聚集作用，可阻止血栓形成，临床可用于预防暂时性脑缺血发作、心肌梗死、心房颤动以及人造心脏瓣膜、动静脉瘘或其他手术后的血栓形成。合成路线：

在生成阿司匹林的同时，水杨酸分子之间可以发生缩合反应，生成聚合物。阿司匹林能与碳酸氢钠反应生成水溶性钠盐，而副产物聚合物不能溶于碳酸氢钠，这种性质上的差别可用于分离聚合物。

粗产品中还有杂质水杨酸，这是由于乙酰化反应不完全或在分离步骤中发生水解造成的。它可以在最后的重结晶过程中被除去。与大多数酚类化合物一样，水杨酸可与三氯化铁形成紫堇色络合物，而乙酰水杨酸因酚羟基已被酰化，不与三氯化

NOTE

41

铁显色。因此,产品中残余的水杨酸很容易被检验出来。

三、实验方法

(一)阿司匹林的制备

1. 原料规格及配比

试剂名称	规格	用量	物质的量	物质的量之比
水杨酸	CP	10.0 g		
乙酸酐	CP	14.0 mL		
浓硫酸	CP	4～5 滴		
三氯化铁溶液	AR(1%,自配)	适量		

2. 操作 在装有温度计、冷凝管、搅拌器的干燥的 100 mL 三颈烧瓶中,加入 10.0 g水杨酸、14.0 mL 乙酸酐和 4～5 滴浓硫酸。开动搅拌器,电热套缓缓加热,维持在70～80 ℃反应 15～20 min,不时用 FeCl₃ 测定反应情况,至淡紫色止,移去热源,继续搅拌至搅不动为止,冷却至室温后加入 70 mL 水,搅拌,使成悬浮液,用抽滤漏斗抽滤,用少量水洗至滤液显弱酸性,抽干,将所得粗产物转移到小烧杯中,备用。

(二)阿司匹林的纯化

1. 原料规格及配比

试剂名称	规格	用量	物质的量	物质的量之比
浓盐酸	CP	8～10 mL		
阿司匹林	(自制)	适量		
无水乙醇	AR	适量		
碳酸钠	AR(饱和,自配)	50 mL		

2. 操作

在搅拌下向上述小烧杯中缓慢加入 50 mL 饱和 Na_2CO_3 溶液,加完后继续搅拌几分钟,直至无 CO_2 气体产生为止。抽滤,副产物聚合物被滤出留在滤饼上,用 5～10 mL 水冲洗漏斗,合并滤液,倒入预先盛有 8～10 mL 浓盐酸和 20 mL 水配成的溶液的烧杯中,搅拌均匀,即有阿司匹林沉淀析出。用冰水冷却,使沉淀完全,抽滤,用冷水洗涤 2 次,抽干。将晶体置于红外灯下,干燥,得产物,称重。

将上述产物置于 150 mL 圆底烧瓶中,加入乙醇 20 mL,微热使其溶解后于搅拌下加入 40 mL 热水,加热溶解,必要时加入活性炭脱色,趁热过滤,进行重结晶,用冰水冷却,析出结晶,抽滤,得到白色片状结晶,于红外灯下干燥。纯阿司匹林熔点为134～136 ℃。

NOTE

（三）产物分析或杂质检测实验

试剂名称	规格	用量	物质的量	物质的量之比
三氯化铁溶液	AR(1%,自配)	适量		
碳酸钠	AR(饱和,自配)	50 mL		
无水乙醇	AR	适量		
阿司匹林	（自制）	适量		
硫酸铁铵	AR(自配)	适量		
盐酸	(1 mol/L)	1 mL		

（1）鉴别。

①取本品约 0.1 g,加水 10 mL,煮沸,放冷,加入三氯化铁试液一滴,即显紫堇色。

②取本品约 0.5 g,加碳酸钠试液 10 mL,煮沸 2 min 后,放冷,加过量的稀硫酸,即析出白色沉淀,并产生醋酸的臭气。

（2）检查:取本品 0.1 g,加乙醇 1 mL 溶解后,加冷水适量使成 50 mL,立即加新制的稀硫酸铁铵溶液（取盐酸溶液（1 mol/L）1 mL,加硫酸铁铵指示液 2 mL 后,再加水适量使成 100 mL）1 mL,摇匀;30 s 内如显色,与对照液（精密称取水杨酸 0.1 g,加水溶解后,加冰醋酸 1 mL,摇匀,再加水使成 1000 mL,摇匀,精密量取 1 mL,加乙醇 1 mL、水 48 mL 与上述新制的稀硫酸铁铵溶液 1 mL,摇匀）比较,颜色不得更深（0.1%）。

附 注

（1）仪器要全部干燥,药品也要提前经干燥处理,乙酸酐要使用新蒸馏的,收集 139～140 ℃的馏分。

（2）按照本书上的顺序加样。如果先加水杨酸和浓硫酸,水杨酸就会被氧化。

（3）反应温度不宜过高,控制温度在 80 ℃左右,温度过高将增加副产物的生成。

（4）本实验的几次结晶都比较困难,要有耐心。在冰水冷却下,用玻璃棒充分摩擦器皿内壁,才能结晶出来。

（5）重结晶时,需注意溶剂的用量。

（6）若无晶体或出现油状物,可用玻璃棒摩擦内壁（注意必须在冰水浴中进行）。

（7）乙酰水杨酸受热易分解,因此熔点不明显,它的分解温度为 128～135 ℃,测定熔点时,应先将热载体加热至 120 ℃左右,然后放入样品测定。

（8）加热的热源可以是蒸汽浴、电加热套、电热板,也可以是烧杯加水的水浴。

若加热的介质为水时,要注意不要让水蒸气进入锥形瓶中,以防止乙酸酐和生成的阿司匹林水解。

（9）加水时要注意,一定要等结晶充分形成后才能加入。加水时要缓慢加入。

本实验约需 5 h。

实 验 指 导

（一）预习要求

（1）学习阿司匹林的性质及其临床应用。

（2）学习重结晶技术。

（3）复习酯化反应机理。

（二）思考题

（1）在阿司匹林的合成过程中,要加入少量的浓硫酸,其作用是什么？除硫酸外,是否可以用其他酸代替？

（2）产生聚合物是合成中的主要副产物,生成的原理是什么？除聚合物外,是否还会有其他可能的副产物？

（3）试比较苄醇、苯酚、水杨酸乙酰化的速率。为什么醋酸能与苯胺发生酰化反应而不能与苯酚发生酰化反应？

（4）药典中规定,成品阿司匹林要检测水杨酸的量,为什么？本实验中采用什么方法来测定水杨酸？试简述基本原理。

（王宇亮）

实验七 扑热息痛的合成

一、目的要求

（1）掌握酰化反应、反应分馏的原理和分馏柱的作用及操作。

（2）熟悉扑热息痛的合成原理及其实验方法。

二、实验原理

对乙酰氨基酚（paracetamol）的化学名为 N-（4-羟基苯基）-乙酰胺，又名扑热息痛，是常用的解热镇痛药之一，也是我国原料药中生产量较大的品种之一，在临床上主要用于治疗发热、神经痛、头痛和痛经等。扑热息痛主要是通过选择性地抑制环氧合酶，导致炎症因子前列腺素的合成受阻，从而起到抗炎、解热、镇痛的作用。

本品为白色结晶或结晶性粉末，无臭味，但味微苦，易溶于热水或乙醇中，也可溶于丙酮，在冷水中微溶。熔点为 169～171 ℃。

扑热息痛以对氨基苯酚为原料经乙酸酐酰化或醋酸酰化反应制得。如采用冰醋酸为酰化剂，反应产物中有水生成，将水蒸出，可以使反应平衡向右进行，但要尽量避免原料醋酸也被同时带出，因此采用反应分馏技术进行操作。

$$HO-C_6H_4-NH_2 \xrightarrow[\text{[或(CH}_3\text{CO)}_2\text{O]}]{CH_3COOH} HO-C_6H_4-NH-CO-CH_3$$

三、实验方法

1. 原料规格及配比

试剂名称	规格	用量	物质的量	物质的量之比
对氨基苯酚	CP	11.0 g		
乙酸酐	CP	12 mL		
冰醋酸	AR	200 mL		
活性炭	AR	适量		
亚硫酸钠	AR	0.7 g		

NOTE

2. 操作

（1）制备。方法一：于干燥的三颈烧瓶中加入 11.0 g 对氨基苯酚（附注（1））、30 mL 水和 12.0 mL 乙酸酐（附注（2）），加热，搅拌，维持温度在 80 ℃ 左右，反应 30 min。冷却，结晶，减压过滤，冷水洗涤，干燥，得粗品。

方法二：100 mL 三颈烧瓶中加入 6 g 对氨基苯酚（附注（1））、15 mL 冰醋酸，一侧插入一支温度计，中间装一短刺形分馏柱，分馏柱上端装一温度计，支管通过尾接管与接收器（100 mL 锥形瓶）相连，接收器外部用烧杯盛冷水冷却。将烧瓶加热（≤70 ℃），并搅拌，然后逐渐升高温度，使反应物保持微沸状态回流 15 min，当温度计读数达到 90 ℃ 左右时，支管即有液体流出。维持分馏柱上端温度在 90～100 ℃ 之间反应约 0.5 h，生成的水及部分醋酸已被蒸出，此时温度计读数下降，表示反应已经完成。在搅拌下趁热将反应物倒入 60 mL 冰水中（附注（3）），有白色固体析出，冷却后抽滤。

（2）纯化：于 100 mL 烧杯中加入粗品，每 1 g 粗品用 5 mL 纯水加热使溶解，稍冷后加入粗品重量的 1% 的活性炭和 0.7 g 亚硫酸钠（附注（4）），搅拌加热脱色 5～10 min，趁热过滤，冷却，析出结晶，抽滤。干燥后得扑热息痛，称重计算产率。

附 注

（1）选用药用级对氨基苯酚，染料级的纯度偏低，颜色为灰褐色。

（2）在有水存在的条件下，乙酸酐能选择性地与酚羟基发生酰化反应。

（3）冷却后固体产物立即析出，沾在瓶壁不易处理。故须趁热在搅动下倒入冷水，以除去过量的醋酸及未反应的对氨基苯酚。

（4）加入亚硫酸钠的目的是防止产物的氧化。但量不能过高，否则会影响产品质量。

本实验约需 4 h。

实 验 指 导

（一）预习要求

（1）学习扑热息痛的性质及其临床应用。

（2）学习反应分馏技术。

（3）复习酰化反应机理。

（二）思考题

（1）醋酸与乙酸酐作为酰化试剂的区别是什么？反应中有什么副反应发生？

（2）实验中分馏柱的作用是什么？

（3）反应时为什么要控制分馏柱上端的温度在 90～100 ℃之间？

（罗华军）

NOTE

实验八　肉桂酸的制备

一、目的要求

（1）掌握制备肉桂酸的实验原理（Perkin 反应）及合成方法。

（2）熟悉水蒸气蒸馏、无水操作、减压过滤、洗涤、干燥等基本操作。

（3）了解肉桂酸的应用价值。

二、实验原理

肉桂酸（cinnamic acid），又称 3-苯基-2-丙烯酸、β-苯丙烯酸。最早源于植物肉桂皮中提取分离的一种有机酸。广泛应用于医药工业、有机合成、食品添加剂、香精香料、美容、农药等方面。

肉桂酸的合成方法众多，本实验主要采用经典的 Perkin 反应来制备肉桂酸。利用芳香醛和乙酸酐在碱性催化剂的作用下，首先发生亲核加成反应（类似交叉羟醛缩合反应），然后不稳定的中间体再发生反式消除反应，得到目标产物。其合成路线如下：

$$\text{PhCHO} + (CH_3CO)_2O \xrightarrow{K_2CO_3} \text{PhCH=CHCOOH} + CH_3COOH$$

本实验可供选择的碱性催化剂较多，为了缩短反应时间，提高产率，以无水碳酸钾为催化剂，效果较佳。

三、实验方法

1. 原料规格及配比

试剂名称	规格	用量	物质的量	物质的量之比
苯甲醛	AR（d. 1.04，bp. 179 ℃）	3 mL		
乙酸酐	AR（d. 1.08，bp. 139.8 ℃）	8 mL		
无水碳酸钾	AR（mp. 891 ℃）	4.2 g		
氢氧化钠溶液	AR（10%，自配）	适量		
盐酸	AR（浓盐酸）	适量		
活性炭	AR	适量		
乙醇	AR（20%，自配）	适量		

NOTE

48

2. 操作 在干燥(附注(1))的三颈烧瓶中加入 3 mL 新蒸苯甲醛(附注(2))、8 mL乙酸酐(附注(3))及 4.2 g 无水碳酸钾。开动磁力搅拌器,油浴下加热,缓慢回流(附注(4))30~40 min。停止反应,反应液稍冷,加入 30 mL 水,进行水蒸气蒸馏,除去未反应完的苯甲醛;馏出液加入适量的 10％的氢氧化钠溶液调节溶液呈碱性,再补充加入 40 mL 水,加热煮沸,直至固体完全溶解(附注(5))。稍冷,加入适量活性炭煮沸 5~10 min 脱色,趁热过滤,冷却滤液至室温,用浓盐酸酸化,冰水冷却结晶,过滤,冷水洗涤,干燥,得白色晶体。测定熔点并计算产率。

如果产物不纯,可用 20％的乙醇重结晶,进行精制。

附 注

(1) 所用仪器需提前全部干燥,药品也要提前经干燥处理。

(2) 苯甲醛易氧化,反应前需重新蒸馏。

(3) 乙酸酐要使用新蒸馏的,收集 139~140 ℃的馏分;乙酸酐遇水易水解,具有脱水性,皮肤遇之有痛感,水洗即可,不可入眼,蒸气入眼睛,眼睛会有痛感。

(4) 加热回流时,控制反应呈微沸状态,如果反应液剧烈沸腾易使乙酸酐蒸出而影响产率。加热时间过长或反应温度过高,所得产品会发生部分脱羧而产生不饱和烃等副产物,反应温度高于 200 ℃,这种现象更为明显,所以注意温度的控制。

(5) 必要时加氢氧化钠溶液进一步调节溶液的 pH 值至碱性。

本实验约需 4 h。

实 验 指 导

(一) 预习要求

(1) 学习肉桂酸的性质及其应用。

(2) 查阅 Perkin 反应机理。

(3) 学习水蒸气蒸馏技术。

(二) 思考题

(1) 除了本实验所用方法,还有哪些方法可制备肉桂酸?

(2) 苯甲醛和丙酸酐在无水丙酸钾的催化下反应,得到什么产物?

(3) 为什么能用水蒸气蒸馏法纯化产品?

(4) 为什么要加入氢氧化钠溶液调节 pH 值至碱性?

(杨家强)

NOTE

实验九　安息香的辅酶合成

一、目的要求

（1）掌握安息香缩合反应的实验原理及其实验方法。

（2）熟悉重结晶、减压过滤、洗涤、干燥等基本实验操作。

（3）了解酶催化反应的特点。

二、实验原理

安息香为安息香科植物白花树 *Styrax tonkinensis*（Pierre）Craib ex Hart. 的干燥树脂，性味为辛、苦、平，具有开窍醒神、行气活血、止痛的功效，常用于中风痰厥、气郁暴厥、中恶昏迷、心腹疼痛、产后血晕、小儿惊风等。

酶是活细胞产生的主要成分，在细胞内外起催化作用。酶对底物的催化效率和特异性非常高，是一般化学催化剂的 $10^6 \sim 10^{19}$ 倍。但是，酶对温度、酸碱度以及能引起蛋白质变性的因素非常敏感。

酶的催化作用一般分三步进行。首先底物结合到酶的活性部位上，生成酶-底物复合物；其次，在酶-底物复合物内进行催化反应，生成产物-酶复合物；最后，产物脱离活性部位，使酶能继续进行另一分子底物的催化反应（如下式所示）。

$$E+S \Longrightarrow E \cdot S \Longrightarrow E \cdot P \Longrightarrow E+P$$

酶按化学组成可分为单纯酶和结合酶两种。单纯酶的催化反应主要由自身蛋白质结构所决定；而结合酶的催化活性，除了蛋白质外，还需要非蛋白质有机分子的参与，这些有机分子被称为辅助因子或辅酶。大多数维生素特别是 B 族维生素是组成辅酶的主要成分。

反应式：

![benzoin condensation reaction scheme]

在本反应中，维生素 B_1（VB_1）催化作用的最主要部分是结构中的噻唑环，该环 C2 上的质子受氮原子和碳原子的影响，具有明显的酸性。碱性条件下，产生负离子活性中心，进而与邻位带正电荷的氮原子形成稳定的内鎓盐或叶立德（Ylide），叶立德与一分子醛生成烯醇中间体，继而与另一分子醛形成新的加合物，最后辅酶离解

NOTE

50

得到目标产物。

$$\left[\begin{array}{c} \text{4-amino-pyrimidine-thiazolium} \end{array} \right] Cl^- \cdot HCl$$

维生素 B_1 催化反应机理如下所示：

质子转移

质子转移

三、实验方法

（一）安息香粗品的制备

1. 原料规格及配比

试剂名称	规格	用量	物质的量	物质的量之比
苯甲醛	CP	10 mL		
维生素 B_1	CP	1.7 g		
氢氧化钠溶液	AR	3.0 mL		
乙醇	AR	15 mL		

2. 操作 向 100 mL 圆底烧瓶中加入 1.7 g 维生素 B_1（附注（1））和 4 mL 水，磁力搅拌溶解，加入 15 mL 95% 乙醇，冰浴中冷却。另取 3 mol/L 的 NaOH 溶液 3.0 mL 置于一试管中，也置于冰浴中预冷。5 min 内将 NaOH 溶液逐滴加入烧瓶中。

取新蒸的苯甲醛 10 mL，加入反应混合物中，于 70~80 ℃ 水浴上（附注（2））加热 90 min，调节反应的 pH 值为 9~10（附注（3）），冰浴（附注（4））冷却后有白色晶体析出。抽滤，用 50 mL 冷水洗涤晶体，干燥，称重。

NOTE

(二)安息香的精制

1. 原料规格及配比

试剂名称	规格	用量	物质的量	物质的量之比
安息香	（自制）	全部		
乙醇	AR(95％)	适量		

2. 操作　将制得的安息香粗品置于烧杯中,用95％乙醇重结晶(6 mL/g)(附注(5)),得到白色针状结晶,干燥,称重,纯安息香熔点为134～136 ℃。

附　注

(1) 维生素 B_1 受热容易导致噻唑环开环,失去催化作用,因此反应前维生素 B_1 溶液应低温保存。

(2) 水浴温度需严格控制,切勿加热过度。

(3) 本反应 pH 值的控制是该反应成败的关键,一定要仔细调节。

(4) 冷却时降温不宜太快,否则产物容易以油状物析出,抽滤时造成损失。

(5) 重结晶时,若产物以油状物析出,应重新加热使呈均相,再慢慢冷却析出结晶。必要时可以用玻璃棒摩擦瓶壁或投入晶种。

本实验约需 4 h。

实验指导

(一)预习要求

(1) 预习安息香的性质及其临床应用。

(2) 预习重结晶技术。

(3) 学习维生素 B_1 作为辅酶催化生成安息香的反应机理。

(二)思考题

(1) 酶催化与化学催化有何相同与不同?

(2) 为什么要在维生素 B_1 溶液中加入 NaOH 溶液?

(3) 为什么加入苯甲醛后,反应混合物 pH 值要保持 9～10? 过低有何不可?

（刘志国）

NOTE

实验十　查耳酮的制备

一、目的要求

（1）掌握制备查耳酮的实验原理及其合成方法。
（2）熟悉 Aldol 缩合反应的机理、特点及反应条件。

二、实验原理

查耳酮(chalcone)，即二苯基丙烯酮，是药物以及天然产物的重要中间体中常见的一类化合物，并且有一定的药物活性。查耳酮可由苯乙酮在碱性条件下与苯甲醛缩合而成。其合成路线如下：

三、实验方法

1. 原料规格及配比

试剂名称	规格	用量	物质的量	物质的量之比
苯甲醛	CP	9.2 g		
苯乙酮	CP	10.4 g		
氢氧化钠	AR	4.44 g		
95%乙醇	AR	20 mL		
查耳酮	CR	适量		

2. 操作

于装有电磁搅拌器、回流冷凝管、温度计、滴液漏斗的 250 mL 三颈烧瓶中，加入 4.44 g 氢氧化钠配制成的 40 mL 水溶液、95%乙醇 20 mL 及苯乙酮 10.4 g，水浴控制在 20 ℃以下，滴加苯甲醛 9.2 g，滴加过程中控制反应温度在 20～25 ℃。加毕，于该温度下继续搅拌反应 0.5 h，然后升温至 50 ℃继续反应 1.5 h，倒入烧杯中冷却，加入少量的查耳酮作为晶种，冰浴下冷却析出沉淀，抽滤，水洗滤饼至中性，真空低温干燥，称重，计算产率。

附 注

（1）仪器要全部干燥，药品也要提前干燥处理，久置的苯甲醛不宜使用。

（2）按照实验方法中的顺序加样，从反应机理的角度理解加样顺序的重要性。

（3）反应温度不宜过高，控制浴温，温度过高将增加副产物的生成。

（4）本实验后处理析出固体可能比较困难，要有耐心。在冰水冷却下，用玻璃棒充分摩擦器皿内壁或加入少量的查耳酮作为晶种，更易析出固体。

（5）查耳酮的熔点低，不能用红外灯或烘箱干燥。

本实验约需 5 h。

实 验 指 导

（一）预习要求

（1）学习查耳酮的性质及其天然产物的应用。

（2）学习 Aldol 缩合反应的机理、特点及反应条件。

（二）思考题

（1）本实验为什么采用这样的加样顺序？请从反应机理角度解释。

（2）为什么查耳酮析晶较困难？

（3）Aldol 缩合反应除了使用氢氧化钠来催化外，还可以采用哪些催化剂？

（凌　勇）

实验十一 巴比妥的合成

一、目的要求

（1）掌握巴比妥的合成原理与无水实验操作。

（2）熟悉绝对乙醇的制备方法。

（3）了解药物合成的基本方法。

二、实验原理

巴比妥类药物有很强的中枢神经抑制作用并可延伸至呼吸中枢，最初用于镇静催眠，目前主要用于抗癫痫和抗惊厥。巴比妥类药物为环酰脲类化合物，分子中具有双酰亚胺结构，因而具有弱酸性和可水解性。巴比妥类药物的合成一般用丙二酸二乙酯与相应的卤代烃在醇钠的作用下，在亚甲基上引入取代基，再与脲缩合得到。

巴比妥为白色结晶或白色粉末，难溶于冷水，易溶于热水、乙醇、乙醚、氯仿及丙酮等有机溶剂。其合成路线如下：

$$
\begin{array}{c}
\text{COOC}_2\text{H}_5 \\
\text{COOC}_2\text{H}_5
\end{array}
+ \text{C}_2\text{H}_5\text{Br}
\xrightarrow{\text{C}_2\text{H}_5\text{ONa}}
\begin{array}{c}
\text{H}_3\text{C} \\
\text{H}_3\text{C}
\end{array}
\begin{array}{c}
\text{COOC}_2\text{H}_5 \\
\text{COOC}_2\text{H}_5
\end{array}
$$

$$
\underset{\text{C}_2\text{H}_5\text{ONa}}{\overset{\displaystyle \text{H}_2\text{N}\overset{\text{O}}{\underset{}{\parallel}}\text{NH}_2}{\longrightarrow}}
\quad \text{（中间体）} \quad
\xrightarrow{\text{HCl}}
\quad \text{（巴比妥）}
$$

三、实验方法

（一）绝对乙醇的制备

1. 原料规格及配比

试剂名称	规格	用量	物质的量	物质的量之比
无水乙醇	AR	150 mL		
钠	AR	2.0 g		
邻苯二甲酸二乙酯	AR	6 mL		

NOTE

续表

试剂名称	规格	用量	物质的量	物质的量之比
氯化钙	AR	适量		
无水硫酸铜	AR	适量		
沸石		适量		

2. 操作　在干燥的 250 mL 圆底烧瓶(附注(1))中加入无水乙醇 150 mL,常温下加入金属钠 2.0 g(附注(2)),然后安装顶端有氯化钙干燥管的球形冷凝管,搅拌至钠块消失,再加入邻苯二甲酸二乙酯 6 mL(附注(3))回流 10 min。将回流装置改为蒸馏装置,蒸去前馏分。用干燥圆底烧瓶作为接收器,蒸馏至几乎无液滴流出为止,密封储存备用。

检验所制得的乙醇是否有水分,常用的方法是取一支干燥试管,加入制得的绝对乙醇 1 mL,随即加入少量无水硫酸铜粉末。如乙醇中含水分,则无水硫酸铜变为蓝色水合硫酸铜。

(二) 二乙基丙二酸二乙酯的制备

1. 原料规格及配比

试剂名称	规格	用量	物质的量	物质的量之比
绝对乙醇	AR	75 mL		
钠	AR	6.0 g		
丙二酸二乙酯	AR	18 mL		
溴乙烷	AR	20 mL		
沸石		适量		

2. 操作　在装有搅拌器、恒压滴液漏斗及球形冷凝器(顶端附有氯化钙干燥管)的 250 mL 三颈烧瓶中,常温下加入制备的绝对乙醇 75 mL,分次加入金属钠 6.0 g(附注(3))。搅拌至钠块消失后,由恒压滴液漏斗滴加丙二酸二乙酯 18 mL,10~15 min内加完,回流 15 min,当油浴温度降到 35 ℃ 以下时,直接加入溴乙烷 20 mL,继续回流 2.5 h。然后将回流装置改为蒸馏装置,蒸去乙醇(或减压蒸馏至无醇味)。取下反应器冷却至室温,向瓶中加入 50 mL 水,混合均匀,转到分液漏斗中,分取酯层,水层用乙酸乙酯萃取 3 次(每次用乙酸乙酯 20 mL),合并酯层与萃取液,再用 20 mL水洗涤一次,有机液倾入 250 mL 烧杯中,加无水硫酸钠 5.0 g 干燥。

将二乙基丙二酸二乙酯的乙酸乙酯溶液过滤,滤液蒸去乙酸乙酯。瓶内剩余液用装有空气冷凝管的蒸馏装置于沙浴上蒸馏(附注(4)),收集 218~222 ℃ 馏分(用预先称量的 50 mL 锥形瓶接收),称重,计算产率,密封储存。

NOTE

56

（三）巴比妥的制备

1. 原料规格及配比

试剂名称	规格	用量	物质的量	物质的量之比
绝对乙醇	AR	50 mL		
钠	AR	2.6 g		
尿素	AR	4.4 g		
二乙基丙二酸二乙酯	（自制）	10.0 g		
稀盐酸	AR	适量		
沸石		适量		

2. 操作　在装有搅拌器和球形冷凝器（顶端附有氯化钙干燥管）的 250 mL 三颈烧瓶中，常温下加入制备的绝对乙醇 50 mL，分批加入金属钠 2.6 g，搅拌至钠块消失，加入干燥尿素 4.4 g（附注（5））和二乙基丙二酸二乙酯 10.0 g，回流反应 1.5 h。然后将回流装置改为蒸馏装置，慢慢蒸去乙醇至常压不易蒸出为止（或减压蒸馏至无醇味）。反应瓶中加入 80 mL 水溶解，倒入 250 mL 烧杯中，用稀盐酸（盐酸：水＝1∶1）调 pH 值至 3～4 之间（约 18 mL 稀盐酸），析出结晶，抽滤，得粗品。

（四）精制

粗品置于 250 mL 烧杯中，加入水（每克粗品加 16 mL 水），加热使固体溶解，稍冷却后加入少许活性炭，加热至沸腾，趁热抽滤，滤液冷至室温，析出白色结晶，抽滤，水洗，烘干，测熔点，计算产率。

附　注

（1）仪器需全部干燥后使用。由于无水乙醇有很强的吸水性，故操作及存放时注意防止水分侵入。

（2）取用金属钠时需用镊子，先用滤纸吸去沾附的油后，再用小刀切去表面的氧化层，再切成小条。切下来的钠屑应放回原瓶中，切勿与滤纸一起投入废液缸内，并严禁金属钠与水接触，以免引起燃烧爆炸事故。

（3）加入邻苯二甲酸二乙酯的目的是除去氢氧化钠，抑制 NaOH 与乙醇继续反应。

（4）沙浴传热慢，因此沙要铺得薄，也可用减压蒸馏的方法。

（5）尿素需在 60 ℃下干燥 4 h。

本实验约需 8 h。

NOTE

实 验 指 导

（一）预习要求

（1）学习巴比妥的性质及其临床应用。

（2）学习绝对乙醇的制备方法。

（3）复习 β-二羰基化合物的烷基化反应机理。

（二）思考题

（1）制备无水试剂时应注意什么问题？为什么在加热回流和蒸馏时冷凝管的顶端要安装氯化钙干燥管？

（2）工业上怎样制备无水乙醇（99.5%）？

（3）对于液体产物，通常如何精制？本实验用水洗涤提取液的目的是什么？

（4）如何避免溴乙烷和乙醇钠发生 O-烷基化（生成乙醚）的副反应？

（蔡　东）

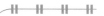

实验十二 苯妥英钠的合成

一、目的要求

（1）掌握苯妥英钠的合成操作过程。

（2）熟悉安息香缩合、二苯羟乙酮氧化、苯妥英环合及成盐的原理。

（3）了解环合反应中二苯羟乙酸重排及缩合反应的反应机理。

二、实验原理

苯妥英钠（phenytoin sodium）是一种广泛使用的抗癫痫药物，对大脑皮层运动区有高度选择性抑制作用，抗惊厥作用较强，虽然毒性稍大，并有导致畸形的副作用，但仍是治疗癫痫大发作和局限性发作的首选药物，对癫痫小发作无效。本品也适用于洋地黄中毒引起的室性及室上性心律失常，近年来还发现苯妥英钠具有抗轻度高血压、稳定情绪的作用。其合成路线如下：

三、实验方法

（一）安息香缩合

1. 原料规格及配比

试剂名称	规格	用量	物质的量	物质的量之比
苯甲醛	AR	20.0 mL		
维生素 B_1	（标准品）	6.0 g		
95％乙醇	AR	40 mL		
氢氧化钠溶液	（3 mol/L，自配）	9 mL		

2. 操作　在 250 mL 锥形瓶中加入维生素 B₁（附注（1））6.0 g 和水 10 mL（附注（2）），溶解后依次加入 40 mL 95％乙醇溶液、20 mL 苯甲醛、9.0 mL 3 mol/L 的 NaOH 溶液，摇匀（至出现浑浊现象）。密封，将溶液室温放置一周（附注（3）），抽滤，用冷水洗涤（附注（4）），干燥得黄色针状安息香粗品（本实验需放置 7 天）。

（二）氧化（联苯甲酰的制备）

1. 原料规格及配比

试剂名称	规格	用量	物质的量	物质的量之比
安息香	（自制）	9 g		
浓 HNO₃	AR	18.2 mL		

2. 操作　将安息香约 9 g 投入 100 mL 茄形瓶中（附有冷凝管、弯接管塞，导气管导入水槽），加 18.2 mL 浓 HNO₃，加入磁力搅拌子，开动搅拌器，使用油浴加热（反应中产生 NO₂ 棕色气体），升温至 110～120 ℃反应 1.5～2 h（附注（5）），得到一分层明显而几乎近于澄明的反应液。反应毕，趁热将反应液缓慢倒入盛有 80～100 mL 冷水的烧杯中，充分搅拌至油状物析出黄色固体（附注（6）），抽滤，水洗至中性，压干得目标产物二苯乙二酮（粗品 mp.86～88 ℃，精品 mp.92～93 ℃）。

（三）环合（苯妥英的制备）

1. 原料规格及配比

试剂名称	规格	用量	物质的量	物质的量之比
二苯乙二酮	（自制）	8.0 g		
尿素	AR	3.5 g		
氢氧化钠溶液	AR	24 mL		
蒸馏水	（自制）	适量		
盐酸	AR	适量		

2. 操作　将第（二）步所得二苯乙二酮约 8.0 g、尿素 3.5 g（尿素量可加至 4.5 g）（附注（7））、20％ NaOH 溶液 24 mL、水 50～60 mL，依次加入 250 mL 圆底烧瓶中（附冷凝管），开动磁力加热搅拌器，回流 30～60 min 至油状物几乎消失（附注（8）），反应毕，将反应液倒入 100 mL 水中，边倒边搅拌，抽滤，滤液冷却至室温，用浓盐酸调 pH 值至 3 左右，析出苯妥英，抽滤，水洗压干得苯妥英粗品。

（四）成盐及精制

1. 原料规格及配比

试剂名称	规格	用量	物质的量	物质的量之比
苯妥英	（自制）	全部		
蒸馏水	（自制）	适量		

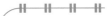

续表

试剂名称	规格	用量	物质的量	物质的量之比
氯化钠	AR	适量		
氢氧化钠溶液	（20％，自配）	适量		

2. 操作　取苯妥英粗品投入 250 mL 烧杯中，加入水（$W：V＝1：2$）（附注（9）），加热至 40 ℃，搅拌过程中滴加 20％ NaOH 溶液使完全溶解，然后用 20％ NaOH 溶液调 pH 值为 11 左右，若无晶体析出，可加入适量 NaCl，搅拌溶解，放冷后析出结晶，抽滤（附注（10）），干燥即得苯妥英钠精品（mp.292～299 ℃）。

▎附　　注▎

（1）安息香缩合反应的催化剂可以使用 NaCN 或维生素 B_1，由于氰化钠为剧毒药品，微量即可致死，所以本实验用维生素 B_1 作催化剂。但维生素 B_1、苯甲醛易被氧化，使用时应注意。

（2）维生素 B_1 加水后应完全溶解，否则会影响维生素 B_1 在反应中的催化能力，并影响下一步的操作。

（3）注意加料顺序，加料毕，摇匀后出现浑浊（结晶）。反应液放置时应密封、避光保存。

（4）在抽滤安息香结晶时，用适量冷水洗涤，压干即可。

（5）氧化反应开始时不必沸腾，反应后期可适当升高温度至微沸。

（6）在搅拌析晶时，应慢加快搅，使形成细小晶体，便于水洗。

（7）环合反应中，尿素的量可以适当加大。

（8）环合反应开始时溶液为油状物，油状物完全消失变为澄清时反应才能结束。

（9）制备钠盐时，水量对产率会产生明显影响，要严格按照比例加水。

（10）苯妥英钠可溶于水和乙醇，抽滤洗涤滤饼时应少用水。

本实验缩合反应需放置 7 天，之后的实验步骤需约 8 h。

▎实　验　指　导▎

（一）预习要求

（1）学习苯妥英钠的性质及其临床应用。

（2）复习有机化学中的安息香缩合反应，学习应用维生素 B_1 或氰化钠为催化剂进行反应的实验方法。

NOTE

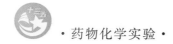

（3）预习使用浓硝酸作为氧化剂进行反应的实验方法。

（二）思考题

（1）苯妥英钠的合成中，关键应注意哪几点？

（2）用化学反应式说明安息香缩合的反应机理。

（3）苯妥英钠精制的原理是什么？

（付丽娜）

实验十三　苯妥英锌的合成

一、目的要求

（1）掌握回流反应装置的搭建、三氯化铁氧化、活性炭脱色的基本实验操作。
（2）熟悉集热式恒温加热磁力搅拌器的使用方法。
（3）熟悉制备苯妥英锌的实验原理及其实验方法。

二、实验原理

　　苯妥英锌可作为抗癫痫药，用于治疗癫痫大发作，也可用于三叉神经痛。苯妥英钠是治疗癫痫的首选药物，但其味苦、吸湿性强，给生产、储存和应用带来困难。此外，其水溶液 pH 值高，刺激性大，长期服用导致锌缺乏和小脑损伤等毒性反应。苯妥英锌作为一弱碱性药物，其胃肠道副作用小，大鼠长期服用脑重量不减轻，且脑内锌含量明显高于服用苯妥英钠组。苯妥英锌为白色粉末，mp. 222～227 ℃（分解），微溶于水，不溶于乙醇、氯仿、乙醚。合成路线如下：

三、实验方法

（一）联苯甲酰的制备

1. 原料规格及配比

试剂名称	规格	用量	物质的量	物质的量之比
安息香	CP	2.5 g		
$FeCl_3 \cdot 6H_2O$	CP	14 g		

NOTE

·药物化学实验·

续表

试剂名称	规格	用量	物质的量	物质的量之比
冰醋酸	AR	15 mL		
水	（蒸馏水，自制）	50 mL		

2. 操作　在装有球形冷凝器的 250 mL 圆底烧瓶中，依次加入 $FeCl_3 \cdot 6H_2O$ 14 g、冰醋酸 15 mL、水 6 mL 及搅拌子 1 粒，开动磁力搅拌器，油浴 110 ℃ 加热回流至溶液澄清。稍冷后，反应溶液加入安息香 2.5 g，继续加热回流反应 50 min。稍冷，反应溶液加水 50 mL，再次加热至沸腾后，将反应液倾入 250 mL 烧杯中，搅拌，放冷，析出黄色固体，抽滤。结晶用少量水洗涤。晶体干燥，得粗品，干燥后称量，计算产率。

（二）苯妥英的制备

1. 原料规格及配比

试剂名称	规格	用量	物质的量	物质的量之比
联苯甲酰	（自制）	2 g		
尿素	AR	0.7 g		
氢氧化钠溶液	（20%，自制）	6 mL		
乙醇	AR	10 mL		
盐酸	（10%，自制）	适量		
活性炭	AR	适量		

2. 操作　在装有球形冷凝管的 250 mL 圆底烧瓶中，依次加入联苯甲酰 2 g、尿素 0.7 g、20% 氢氧化钠溶液 6 mL、50% 乙醇 10 mL，油浴 105 ℃ 下，回流反应 30 min。反应液稍冷后，加入水 60 mL，活性炭 0.3 g，煮沸脱色 5～10 min，趁热过滤。滤液用 10% 盐酸调 pH 值为 6，搅拌析出结晶，抽滤。结晶用少量水洗后，得粗品。

（三）苯妥英锌的制备

1. 原料规格及配比

试剂名称	规格	用量	物质的量	物质的量之比
苯妥英	自制	0.7 g		
氨水	自配	25 mL		
$ZnSO_4 \cdot 7H_2O$	CP	0.3 g		

2. 操作　将苯妥英 0.7 g（湿重）置于 50 mL 烧杯中，加入氨水（15 mL $NH_3 \cdot H_2O$ +10 mL H_2O），另取 0.3 g $ZnSO_4 \cdot 7H_2O$ 加 3 mL 水溶解，然后加到苯妥英铵水溶液中，析出白色沉淀，抽滤，结晶用少量水洗，得苯妥英锌，干燥后称量，计算产率。

NOTE

附 注

（1）在使用集热式恒温加热磁力搅拌器时，防止水溅入油浴中。

（2）使用集热式恒温加热磁力搅拌器时，温度计探杆务必浸入油浴内，且不能触碰加热电圈。

（3）联苯甲酰在冷却析晶时应用玻璃棒搅拌，防止出现大块结晶包裹杂质。

（4）在加热回流过程中玻璃仪器磨口应该涂凡士林，防止其在碱性下粘连。

（5）活性炭颗粒比较细小，在脱色过滤过程中，可用两层滤纸以免活性炭泄漏，如有炭粒漏过需重新过滤。

（6）氨水具有较强的刺激性气味，配制过程应在通风橱进行。

（7）产品量比较少，在抽滤、洗涤及转移过程中要小心操作。

本实验约需要 6 h。

实 验 指 导

（一）预习要求

（1）学习苯妥英锌的性质及其临床应用。

（2）学习二苯羟乙酸重排的反应机理。

（3）学习活性炭脱色的基本实验操作。

（4）预习本实验所用试剂的理化性质。

（二）思考题

（1）试述二苯羟乙酸重排的反应机理。

（2）为何不利用第（二）步反应中已生成的苯妥英钠，直接同硫酸锌反应制备苯妥英锌，而是把已生成的苯妥英钠制成苯妥英后，再与氨水和硫酸锌作用制备苯妥英锌？

（谷小珂）

 NOTE

实验十四 盐酸普鲁卡因的合成

一、目的要求

（1）掌握利用水与二甲苯共沸的原理，进行脱水酯化的实验操作。

（2）熟悉利用铁粉将硝基还原为氨基的实验原理及基本操作。

（3）了解水溶性盐类药物的制备及精制方法。

二、实验原理

盐酸普鲁卡因是一种临床应用广泛的局部麻醉药，主要用于浸润、脊椎及传导麻醉，具有毒副作用小、安全性高、无成瘾性等优点。其合成路线如下：

$$O_2N\text{—}C_6H_4\text{—}COOH \xrightarrow[\text{二甲苯}]{HOCH_2CH_2N(C_2H_5)_2} O_2N\text{—}C_6H_4\text{—}COOCH_2CH_2N(C_2H_5)_2 \xrightarrow{Fe,HCl}$$

$$H_2N\text{—}C_6H_4\text{—}COOCH_2CH_2N(C_2H_5)_2 \cdot HCl \xrightarrow{20\% NaOH} H_2N\text{—}C_6H_4\text{—}COOCH_2CH_2N(C_2H_5)_2 \xrightarrow{浓盐酸}$$

$$H_2N\text{—}C_6H_4\text{—}COOCH_2CH_2N(C_2H_5)_2 \cdot HCl$$

三、实验方法

（一）对硝基苯甲酸-2-二乙氨基乙醇酯（硝基卡因）的制备

1. 原料规格及配比

试剂名称	规格	用量	物质的量	物质的量之比
对硝基苯甲酸	CP	20.0 g		
2-二乙氨基乙醇	CP	14.7 g		
二甲苯	AR	200 mL		
盐酸	（3%，自配）	150 mL		

NOTE

66

续表

试剂名称	规格	用量	物质的量	物质的量之比
氢氧化钠溶液	（1%，自配）	60 mL		
沸石		适量		

2. 操作 在装有温度计、分水器和回流冷凝管的 500 mL 三颈烧瓶中,加入20 g 对硝基苯甲酸、200 mL 二甲苯、14.7 g 的 2-二乙氨基乙醇及 3 粒沸石,用加热套缓慢加热(附注(1)),约 30 min 升温至 145 ℃ 左右,维持平稳回流,共沸除水 6 h(附注(2)、(3)),稍冷,将反应液转移至 500 mL 锥形瓶中,冷却过夜,瓶底有大量固体析出(附注(4))。上清液用倾泻法转移至 500 mL 梨形分液漏斗中,以 1% NaOH 溶液(20 mL×3)洗涤(附注(5)),除去反应液中残余的对硝基苯甲酸。有机层再用 3% 盐酸(50 mL×3)萃取(附注(5)),合并酸性水层(含硝基卡因),供下步还原反应用。

(二) 对氨基苯甲酸-2-二乙氨基乙醇酯的制备

1. 原料规格及配比

试剂名称	规格	用量	物质的量	物质的量之比
硝基卡因溶液	（自制）	全部		
氢氧化钠溶液	（20%，自配）	适量		
铁粉	（还原铁粉）	47.0 g		
盐酸	（3%，自配）	适量		
硫化钠溶液	（饱和溶液,自配）	适量		
活性炭	AR	适量		

2. 操作 将第(一)步收集的酸性水溶液加入装有搅拌器、温度计和回流冷凝管的 500 mL 三颈烧瓶中,搅拌下用 20% 氢氧化钠溶液调节反应液 pH 值至 4.0～4.2。充分搅拌,于 25 ℃ 分批加入经过活化的铁粉(附注(6)、(7)),期间反应温度会自动上升,控制内温不超过 70 ℃ (必要时可给予水浴降温)。铁粉加毕,保持 40～45 ℃ 反应 2 h。抽滤,滤渣用少量水洗涤两次,洗液与滤液合并,用 3% 盐酸酸化调 pH 值至 5。滴加饱和硫化钠溶液调节 pH 值至 7.8～8.0,以完全沉淀反应液中的铁盐。抽滤,滤渣用适量水洗涤,合并滤液与洗液,用稀盐酸酸化至 pH 值为 6.0,加入适量活性炭于 50～60 ℃ 保温 10 min(附注(8)),抽滤,滤渣用少量水洗涤一次,滤液与洗液合并,冰水浴冷却至 10 ℃ 以下,玻璃棒搅拌下缓慢滴加 20% NaOH 溶液,碱化至普鲁卡因全部析出(pH 值为 9.5～10.5)。抽滤,滤饼用冷水洗涤至中性,室温真空干燥,得普鲁卡因,供成盐用(附注(9))。

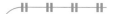
NOTE

（三）盐酸普鲁卡因的制备

1. 原料规格及配比

试剂名称	规格	用量	物质的量	物质的量之比
普鲁卡因	（自制）	全部		
异丙醇	CP	适量		
盐酸	（36%）	适量		

2. 操作　将第（二）步制得的普鲁卡因置于 100 mL 干燥烧杯中，缓慢加入异丙醇至恰好溶解（附注（10））。抽滤，滤液转移至烧杯中，慢慢滴加浓盐酸调节 pH 值至 5.5（附注（11）），可见大量沉淀生成，冷却析晶，抽滤，得盐酸普鲁卡因粗品。

（四）盐酸普鲁卡因的精制

1. 原料规格及配比

试剂名称	规格	用量	物质的量	物质的量之比
盐酸普鲁卡因	（自制）	全部		
蒸馏水	（自制）	适量		
连二亚硫酸钠	AR	适量		
无水乙醇	AR	适量		

2. 操作　将制得的盐酸普鲁卡因粗品置于干燥的小烧杯中，慢慢滴加蒸馏水，外用水浴维持内温 70 ℃，至恰好溶解（附注（12）），然后加入适量保险粉（连二亚硫酸钠）（附注（13）），于 70 ℃保温反应 10 min。趁热抽滤，滤液自然冷却析晶，继而用冰浴冷却，使析晶完全。抽滤，滤饼用少量冷无水乙醇洗涤两次并干燥，得盐酸普鲁卡因精品。称重，基于对硝基苯甲酸计算总产率。

┃附　　注┃

（1）升温应缓慢，防止暴沸。

（2）本实验采用一步酯化法制备硝基卡因。由于羧酸和醇的直接酯化是可逆反应，在经历长时间反应达平衡时，硝基卡因的产率也不理想（约为 65.2%），为使反应向成酯方向进行，需向反应体系中不断加入某一原料或不断去除任何一种生成物。本反应通过利用二甲苯和水能够共沸的原理，不断将生成的水除去，使酯化反应趋于完全。

（3）酯化反应经 TLC 监控（展开剂为石油醚：乙酸乙酯：冰醋酸＝75：25：2），结合实验教学的实际需要，将共沸脱水进行酯化的反应时间定为 6 h。若反应时间延长，产率尚可提高。

NOTE

（4）经 TLC 分析确认（展开剂为石油醚：乙酸乙酯：冰醋酸＝75：25：2），酯化反应结束后，母液中析出的结晶主要为对硝基苯甲酸，用倾泻法分离固体，获取含硝基卡因的母液，可避免使用大量 NaOH 溶液去除对硝基苯甲酸时可能会出现的乳化现象和造成的硝基卡因的水解。

（5）采用 1% NaOH 溶液洗涤和 3% 稀盐液萃取母液，不但可以提高硝基卡因的纯度，也为回收利用二甲苯带来许多操作便利。

（6）铁粉应先活化以去除其表面的铁锈，方法：取 47.0 g 铁粉，先加入 100 mL水，然后加入 0.7 mL 浓盐酸，将混合物加热至微沸。用水倾泻法把铁粉水洗至洗液近中性，活化后的铁粉可置于水中保存待用。

（7）铁粉还原为放热反应，铁粉应分批加入，避免由于反应剧烈导致内温过高，进而造成产物的分解。该反应需控制 pH 值、反应温度和铁粉用量，使硝基能充分还原为氨基，期间铁粉会转化为 $Fe(OH)_2$（绿色沉淀），继而转化为 $Fe(OH)_3$（棕色沉淀），然后形成 Fe_3O_4（棕黑色沉淀）。因此，反应过程会经历绿色、棕色、棕黑色的颜色变化，若反应体系不转变为棕黑色，可能反应尚未完全，可补加适量铁粉，继续反应一段时间。

（8）为完全沉淀溶液中的铁盐，加入了过量的硫化钠，加酸后可形成胶体硫，通过活性炭的吸附，可将其滤除。

（9）普鲁卡因粗品尽量抽干，并室温真空干燥，以免普鲁卡因氧化变质和成盐酸盐时产率下降。

（10）盐酸普鲁卡因易溶于水，成盐时所用仪器必须干燥，采用异丙醇作为成盐溶剂，可以大大提高产率。盐酸普鲁卡因虽然在乙醇中也微溶，但实验中发现普鲁卡因在乙醇中成盐酸盐时析出速度较慢，不适合用于实验教学，故成盐溶剂选用异丙醇。

（11）使用精密 pH 试纸，将 pH 值严格控制在 5.5，使成盐完全，并防止芳胺成盐。

（12）因盐酸普鲁卡因在水中溶解度很大，精制时用水量要严格控制，否则影响产率。

（13）保险粉为强还原剂，可防止芳胺氧化和除去有色杂质。若用量过多，则成品含硫量不合格，需控制用量。

本实验约需 18 h。

| 实 验 指 导 |

（一）预习要求

（1）预习盐酸普鲁卡因的理化性质及其临床应用。

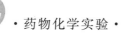

（2）预习羧酸酯化的方法与原理。

（3）学习分水器的作用及其操作方法。

（4）预习硝基还原为氨基的方法，结合本实验，思考为何选用铁粉进行还原。

（5）预习水溶性盐类药物的制备方法。

（二）思考题

（1）在实验过程中，为何采用对硝基苯甲酸与2-二乙氨基乙醇脱水酯化制备硝基卡因，再经还原制得普鲁卡因，而不是先还原，再将对氨基苯甲酸与2-二乙氨基乙醇进行酯化？

（2）在制备硝基卡因时，为什么以二甲苯作为溶剂？

（3）在铁粉还原硝基为氨基的过程中，为什么要调控 pH 值和反应温度？反应液的颜色为什么会发生变化？

（4）还原反应结束后，为什么要加入硫化钠？

（5）在制备普鲁卡因盐酸盐时，为什么选取异丙醇为溶剂？

（王秀珍）

实验十五　苯佐卡因的合成

一、实验目的

（1）掌握氧化、酯化和还原反应的原理及基本操作。

（2）熟悉制备苯佐卡因的实验原理及实验方法。

（3）了解苯佐卡因的应用价值。

二、实验原理

苯佐卡因，化学名为对氨基苯甲酸乙酯，无色斜方形结晶熔点为 $91 \sim 92$ ℃。易溶于醇、醚、氯仿。外用为撒布剂，临床上用于创面、溃疡面、烧伤、皮肤擦裂及痔的镇痛、止痒等。反应方程式如下：

$$
\text{O}_2\text{N}-\text{C}_6\text{H}_4-\text{CH}_3 \xrightarrow[\text{H}_2\text{SO}_4]{\text{KMnO}_4} \text{O}_2\text{N}-\text{C}_6\text{H}_4-\text{COOH} \xrightarrow[\text{H}_2\text{SO}_4]{\text{C}_2\text{H}_5\text{OH}}
$$

$$
\text{O}_2\text{N}-\text{C}_6\text{H}_4-\text{COOC}_2\text{H}_5 \xrightarrow[\text{H}_3\text{O}^+]{\text{Fe}} \text{H}_2\text{N}-\text{C}_6\text{H}_4-\text{COOC}_2\text{H}_5
$$

三、实验方法

（一）对硝基苯甲酸的制备（氧化）

1. 原料规格及配比

试剂名称	规格	用量	物质的量	物质的量之比
高锰酸钾	AR	20.0 g		
对硝基甲苯	AR	8.0 g		
四甲基溴化铵	AR	0.5 g		
盐酸	AR	适量		
沸石		适量		

2. 操作　在装有球形冷凝管的 250 mL 三颈烧瓶中，依次加入对硝基甲苯 8.0 g、水 50 mL、四甲基溴化铵 0.5 g。搅拌升温至 90 ℃，分批加入 KMnO₄ 20.0 g，然后回流反应 2 h，反应过程中，球形冷凝管中可能有白色针状的对硝基甲苯析出，

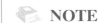

71

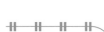

可适当关小冷凝水,使其熔融。反应结束后,将反应物冷却至室温,滤出固体,将滤饼用热水洗涤两次(25 mL×2),合并滤液于 250 mL 烧杯中,滤液中加入少量亚硫酸氢钠使紫色褪去,然后用浓盐酸酸化至刚果红试纸呈明显的蓝色(pH 值为 2～3),沉淀出固体,减压抽滤,用冷水洗涤滤饼,干燥后得到淡黄色结晶。若想得到纯净产物,可在水中用活性炭脱色,重结晶,干燥得本品,计算产率。

(二)对硝基苯甲酸乙酯的制备(酯化)

1. 原料规格及配比

试剂名称	规格	用量	物质的量	物质的量之比
对硝基苯甲酸	(自制)	6.0 g		
乙醇	AR	24 mL		
浓硫酸	AR(98%)	2 mL		
碳酸钠饱和溶液	AR(自配)	150 mL		
沸石		适量		

2. 操作 在干燥的 100 mL 圆底烧瓶中(附注(1))依次加入对硝基苯甲酸 6.0 g、无水乙醇 24 mL、浓硫酸 2 mL,加装附有氯化钙干燥管的球形冷凝器,加热回流1.5 h(油浴温度控制在 100～120 ℃),反应结束后,稍冷,将反应液倾入 100 mL 碳酸钠饱和溶液中(附注(2)),搅拌至无气泡冒出为止,抽滤,用少量水洗涤,干燥,计算产率。

(三)对氨基苯甲酸乙酯的制备(还原)

1. 原料规格及配比

试剂名称	规格	用量	物质的量	物质的量之比
对硝基苯甲酸乙酯	(自制)	5.0 g		
氯化铵	AR	4.1 g		
铁粉	AR	4.3 g		
乙醇	AR(95%)	100 mL		
水		50 mL		
沸石		适量		

2. 操作 在装有球形冷凝管的 250 mL 三颈烧瓶中,依次加入对硝基苯甲酸乙酯 5.0 g、氯化铵 4.1 g、铁粉 4.3 g、水 50 mL、95%乙醇 100 mL。充分剧烈搅拌(附注(3)),回流反应 90 min。待反应结束后,加入少量碳酸钠饱和溶液调至 pH 值为 7～8,搅拌片刻,立即趁热抽滤(抽滤漏斗需预热),滤液减压蒸掉乙醇,余少量水,冷却后析出结晶,抽滤,滤饼用稀乙醇洗涤,干燥得粗品。

(四)精制

将粗品置于装有球形冷凝管的 100 mL 圆底瓶中,加入 50%乙醇,加热至固体全部溶解(10～15 倍(mL/g)的乙醇溶液)。稍冷,加入活性炭脱色(活性炭用量视粗品颜色而定),加热回流 20 min,趁热抽滤(抽滤漏斗、抽滤瓶应预热)。将滤液趁热转移至烧杯中,自然冷却,待结晶完全析出后,抽滤,用少量 50%乙醇洗涤两次,干燥,计算产率。

附 注

(1)酯化反应须在无水条件下进行,如有水进入反应系统中,产率将降低。无水操作的要点:原料干燥无水;所用仪器、量具干燥无水;反应期间避免水进入反应瓶。

(2)对硝基苯甲酸乙酯及少量未反应的对硝基苯甲酸均溶于乙醇,但均不溶于水。反应完毕,将反应液倾入水中,乙醇的浓度降低,对硝基苯甲酸乙酯及对硝基苯甲酸便会析出。这种分离产物的方法称为稀释法。

(3)还原反应中,因铁粉比重大,沉于瓶底,必须将其搅拌起来,才能使反应顺利进行,故充分剧烈搅拌是铁/酸还原反应的重要因素。

本实验约需 12 h。

实 验 指 导

(一)预习要求
(1)学习苯佐卡因的性质及其临床应用。
(2)学习酯化反应提高产率的方法。
(3)复习铁/酸还原反应机理。

(二)思考题
(1)氧化反应完毕,将对硝基苯甲酸从混合物中分离出来的原理是什么?
(2)酯化反应为什么需要无水操作?
(3)铁/酸还原反应的机理是什么?

(蔡 东)

NOTE

实验十六　硝苯地平的合成

一、目的要求

（1）掌握用薄层色谱法跟踪反应的操作方法。

（2）熟悉用 Hantzsch 反应合成二氢吡啶类心血管药物的原理和方法。

二、实验原理

硝苯地平（nifedipine），又名心痛定，化学名为 1,4-二氢-2,6-二甲基-4-(2-硝基苯基)-3,5-吡啶二甲酸二甲酯，是 20 世纪 80 年代末出现的第一个二氢吡啶类抗心绞痛药物，还兼有很好的高血压治疗功能，是目前仍在广泛使用的抗心绞痛和降血压药物。硝苯地平是由邻硝基苯甲醛、乙酰乙酸甲酯和氨水通过 Hantzsch 反应缩合得到。

$$\underset{\substack{\text{O}_2\text{N}}}{\text{CHO}} \xrightarrow[\text{NH}_3\cdot\text{H}_2\text{O，加热}]{2\text{CH}_3\text{COCH}_2\text{COOCH}_3} \text{H}_3\text{COOC} \underset{\substack{\text{H}_3\text{C}\quad\underset{\text{H}}{\text{N}}\quad\text{CH}_3}}{\overset{\substack{\text{NO}_2}}{\bigcirc}} \text{COOCH}_3$$

三、实验方法

1. 原料规格及配比

试剂名称	规格	用量	物质的量	物质的量之比
邻硝基苯甲醛	CP	2.45 g		
乙酰乙酸甲酯	CP	3.8 g		
氨水	（自制）	1.5 mL		
乙醇	AR	10 mL		

2. 操作　在 50 mL 三颈烧瓶中加入 2.45 g 邻硝基苯甲醛、3.8 g 乙酰乙酸甲酯、10 mL 乙醇和 1.5 mL 氨水（附注（1）），加入磁力搅拌子和沸石，插入温度计，装上回流冷凝管（附注（2）），以及恒压滴液漏斗，漏斗中装 1.0 mL 氨水。搅拌下加热至回流（保持温度稳定，微沸）。1 h 后，再加入余下的氨水。用薄层色谱法（TLC）跟踪反应，4 h 后原料邻硝基苯甲醛基本消失，新点（反应主产物）显著，$R_f=0.44$（石油

醚：乙酸乙酯为 4∶1，V/V）。停止反应，将反应瓶内的混合物转移到烧杯中，冰水冷却，析出黄色固体，如产物为棕色黏状物，将烧杯置于超声波清洗器中振荡 15～20 min。抽滤，用水洗涤固体得粗产品。粗产物用乙醇重结晶，得淡黄色晶体或粉末，干燥，称重，计算产率。纯硝苯地平为淡黄色针状晶体，熔点 172.0～174.0 ℃。

附　注

（1）20％氨水相对密度为 0.9229，100 mL 水溶液中含氨气 18.4 g。
（2）回流冷凝管上口可套装一气球。
本实验约需 6 h。

实验指导

（一）预习要求
（1）预习硝苯地平的理化性质及其临床应用。
（2）预习 Hantzsch 反应合成方法与原理。
（3）学习氨水的配制方法。
（4）预习 TLC 板跟踪、检测反应的方法。

（二）思考题
（1）试写出本实验中环合反应的机理。
（2）为何反应温度不能太高？
（3）为何氨水分两次加入比较合适？

（郭锐华）

实验十七　尼群地平的合成

一、目的要求

（1）掌握 Knoevenagel 缩合及 Michael 分子内环合的反应机理及实验操作。
（2）熟悉二氢吡啶类钙拮抗剂的合成方法。

二、实验原理

尼群地平（nitrendipine）为第二代二氢吡啶类钙拮抗剂，化学名为 1,4-二氢-2,6-二甲基-4-(3-硝基苯基)-3,5-吡啶二羧酸甲乙酯。临床主要用于各型高血压、充血性心力衰竭及心绞痛的治疗。其化学合成以间硝基苯甲醛为原料，与乙酰乙酸乙酯通过 Knoevenagel 缩合得中间体 3-硝基亚苄基乙酰乙酸乙酯，进而与 β-氨基巴豆酸甲酯进行 Michael 加成、分子内环合制得。反应式：

三、实验方法

（一）3-硝基亚苄基乙酰乙酸乙酯的制备

1. 原料规格及配比

试剂名称	规格	用量	物质的量	物质的量之比
3-硝基苯甲醛	CP	9.1 g		
乙酰乙酸乙酯	CP	15 mL		
浓硫酸（98%）	AR	2 mL		

续表

试剂名称	规格	用量	物质的量	物质的量之比
95％乙醇	AR	150 mL		
沸石		适量		

2. 操作 在装有温度计、机械搅拌、恒压滴液漏斗的 250 mL 三颈烧瓶中,加入 15 mL 乙酰乙酸乙酯,冷却至 0 ℃,搅拌条件下慢慢滴加 2 mL 浓硫酸(附注(1)),滴毕,分数次加入 9.1 g 3-硝基苯甲醛,加毕,于 5～8 ℃(附注(2))(温度不超过 10 ℃)反应 3 h,过滤,滤饼用水洗涤至中性,干燥得粗品,以 95％乙醇重结晶,得白色晶体,计算产率,测熔点(mp. 107～109 ℃)。

(二)尼群地平的合成

1. 原料规格及配比

试剂名称	规格	用量	物质的量	物质的量之比
3-硝基亚苄基乙酰乙酸乙酯	(自制)	5.3 g		
β-氨基巴豆酸甲酯	CP	3.2 g		
无水乙醇	AR	35 mL		

2. 操作 往装有搅拌器、回流冷凝管的 250 mL 三颈烧瓶中,依次加入 5.3 g 3-硝基亚苄基乙酰乙酸乙酯、3.2 g β-氨基巴豆酸甲酯(附注(3))和 35 mL 无水乙醇,搅拌,回流反应 4 h,冷却至 50 ℃,减压浓缩,残余物抽滤,得黄色固体,以无水乙醇重结晶,得黄色粉末(附注(4)),计算产率,测熔点。

附 注

(1)缩合过程释放的水与硫酸混溶,得以及时与反应体系分离,有利于化学平衡向右移动,达到较高的反应转化率。

(2)低温反应既可减少副产物的生成,又便于实验操作。

(3)β-氨基巴豆酸甲酯可用乙酰乙酸甲酯为原料,于甲醇溶剂中通入干燥氨气制得。本品为白色结晶性粉末,易溶于丙酮、氯仿,微溶于甲醇、乙醇,不溶于水,mp. 83～84 ℃。

(4)黄色结晶或结晶性粉末,无臭,无味。易溶于丙酮及氯仿,稍易溶于乙腈及乙酸乙酯,稍难溶于甲醇及乙醇,难溶于乙醚,几乎不溶于水,药用其外消旋体,光照下缓慢变色,mp. 157～161 ℃。

本实验约需要 8 h。

NOTE

实验指导

一、预习要求

（1）预习尼群地平的理化性质及其临床应用。

（2）复习 Knoevenagel 缩合、Michael 加成和分子内环合的实验原理与方法。

二、思考题

（1）3-硝基亚苄基乙酰乙酸乙酯的制备是尼群地平合成中关键的一步，该缩合反应常用的催化剂有哪些？本实验中采用了什么催化剂？

（2）尼群地平分子结构中是否含有手性碳原子？临床为何采用其外消旋体？

（3）原料 β-氨基巴豆酸甲酯的制备方法有哪些？

（4）尼群地平的制备过程可能会产生哪些杂质？如何检测？

（黄胜堂）

NOTE

实验十八 贝诺酯的合成

一、目的要求

（1）掌握无水操作的技能及有毒气体的吸收方法。

（2）熟悉 Schotten-Banumann 酯化反应原理。

（3）了解拼合原理在化学结构修饰方面的应用。

二、实验原理

贝诺酯（benorilate），又名苯乐来（benasprate），是一种新型非甾体类解热镇痛抗炎药，是由阿司匹林和扑热息痛经拼合原理制成的亲脂性孪药。口服后在小肠以原形吸收，很快达到有效血药浓度，经酯酶水解，释放出阿司匹林和扑热息痛而产生协同的药理作用。主要用于急慢性风湿性关节炎、风湿痛、感冒发烧、头痛及神经痛等。其合成路线如下：

三、实验方法

（一）乙酰水杨酰氯的制备

1. 原料规格及配比

试剂名称	规格	用量	物质的量	物质的量之比
阿司匹林	CP	4.5 g		
氯化亚砜	CP	3.0 mL		
吡啶	AR	1 滴		

续表

试剂名称	规格	用量	物质的量	物质的量之比
丙酮	AR	5.0 mL		
甲苯	AR	5.0 mL		
沸石		2~3 粒		

2. 操作　在装有球形冷凝管、温度计的干燥的 100 mL 三颈烧瓶(附注(1))中加入 4.5 g 阿司匹林和 2~3 粒沸石(附注(2)),冷凝管上接干燥管和尾气吸收装置(附注(3))。于 0~5 ℃滴加干燥的二氯亚砜(附注(4))3.0 mL 和吡啶(附注(5))1滴。滴毕,经电热套缓慢加热到 70 ℃后计时(附注(6)),反应大约 1.5 h,然后减压除去过量的二氯亚砜(附注(7))。得淡黄色的乙酰水杨酰氯,加入 5.0 mL 丙酮或5.0 mL 甲苯(下步操作按步骤(二)中的方法一或方法二进行)混匀稀释待用。

(二)贝诺酯的制备

1. 原料规格及配比

试剂名称	规格	用量	物质的量	物质的量之比
乙酰水杨酰氯	(自制)	全部		
扑热息痛	CR	4.3 g		
氢氧化钠	CP	1.65 g		
PEG1000	(5.0%,自制)	3.0 mL		
水		25 mL		

2. 操作

(1)方法一:在装有恒压滴液漏斗、温度计的 250 mL 三颈烧瓶中加入 4.3 g 扑热息痛,25 mL 水,在搅拌、冰水浴条件下(附注(8)),缓缓加入 1.65 g NaOH 水溶液9 mL,使扑热息痛全部溶解(附注(9))。缓慢滴加乙酰水杨酰氯的丙酮混合液(约20 min 内滴完),滴毕,维持 pH 值为 9~10,于 20~25 ℃搅拌反应 1 h,TLC 跟踪反应进程(可选择乙酸乙酯:石油醚=2:1 为展开剂)。反应完毕,抽滤,滤饼用冷水洗至中性,干燥得粗品。

(2)方法二:在装有恒压滴液漏斗、温度计的 250 mL 三颈烧瓶中加入扑热息痛4.3 g、水 25 mL,在搅拌、冰水浴条件下,缓缓加入 1.65 g NaOH 水溶液 9 mL,使扑热息痛全部溶解。加入 5.0%的 PEG1000(附注(10))3.0 mL,缓慢滴加乙酰水杨酰氯的甲苯混合液(约 20 min 内滴完),滴毕,维持 pH 值为 9~10,于 20~25 ℃搅拌反应 1 h。反应完毕,抽滤,滤饼用冷水洗至中性,干燥得粗品。

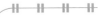

（三）贝诺酯的精制

1. 原料规格及配比

试剂名称	规格	用量	物质的量	物质的量之比
贝诺酯	（自制）	全部		
乙醇	（95%）	8倍量(W/V)		
无水乙醇	AR	适量		
活性炭	AR	适量		
沸石		2～3粒		

2. 操作　粗品中加入 8 倍量（W/V）95 % 乙醇，用加热套加热回流，使其全部溶解。稍冷，加入适量活性炭，继续回流 10 min，趁热抽滤（附注（11）），滤液迅速转移到具塞锥形瓶中，自然冷却，待晶体析出完全后（附注（12）），抽滤，滤饼用少量冷的无水乙醇洗涤两次，干燥，得白色晶体，计算产率，可通过 TLC 法（可选择乙酸乙酯：石油醚＝2：1 为展开剂），与对照品扑炎痛比较，确定产物及纯度。

附　注

（1）实验中使用到的仪器和药品也要提前干燥处理。

（2）防止暴沸。

（3）干燥管内的棉花不宜塞太多，防止气体通不过去进入尾气吸收装置；酰氯化反应时有 SO_2 和 HCl 生成，需要尾气吸收装置，吸尾气的漏斗不能完全进入 NaOH 溶液中，可用玻璃棒支起，防止倒吸。

（4）氯化亚砜对黏膜有刺激性，能灼伤皮肤。取用时宜在通风橱内操作，若溅到皮肤上，立即用大量清水冲洗。

（5）吡啶作为催化剂，用量不宜过多，吡啶易氧化变色，影响产品的质量。

（6）注意三颈烧瓶内的反应温度控制在 70～75 ℃ 为佳，不宜超过 80 ℃。反应温度太低，不利于反应进行，温度太高，氯化亚砜易挥发，要缓慢升温，否则二氯亚砜易分解。

（7）减压蒸馏装置采用活化水（外循环水）进行，这是为了将氯化亚砜有效地排出去，防止使用静止水时，氯化亚砜浓度过于集中而对人造成伤害。减压去除氯化亚砜的时候，注意防止水泵压力变化引起水倒吸。

（8）扑热息痛碱化时要维持低温，防止苯环上的氨基氧化。

（9）由于扑热息痛的酚羟基与苯环共轭，酚羟基上电子云密度较低，亲核反应性较弱；成盐后酚羟基氧原子电子云密度增高，有利于亲核反应；此外，还可避免生成氯化氢，使生成的酯键水解。

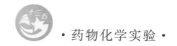

（10）PEG1000 为相转移催化剂，能够提高反应产率。

（11）抽滤漏斗、抽滤瓶等应预热。

（12）重结晶时，需注意溶剂的用量。若无晶体或出现油状物，在冰水浴条件下，可用玻璃棒摩擦内壁。

本实验约需 5 h。

实 验 指 导

一、预习要求

（1）预习酰化剂在制备酰氯中的应用。

（2）预习拼合原理在药物修饰中的目的和意义。

（3）预习无水操作和有毒尾气的吸收方法。

（4）预习相转移催化剂在化学反应中的应用。

二、思考题

（1）合成酯键的常见方法有哪些？

（2）在制备乙酰水杨酰氯时加入吡啶的目的是什么？加多了吡啶会有什么后果？

（3）在制备对乙酰氨基酚的钠盐时，为什么有的同学加入 NaOH 溶液后，溶液体系变成灰绿色？

（4）在制备贝诺酯的过程中，采用丙酮或甲苯溶解乙酰水杨酰氯，各有什么优缺点？

（5）为什么采用先制备对乙酰氨基酚钠，再与乙酰水杨酰氯进行酯化，而不直接酯化？

（李洪雷）

实验十九　埃索美拉唑钠的合成

一、目的要求

（1）掌握硝化、还原、Williamson 成醚、Sharpless-Kagan 不对称氧化等合成方法与技能。

（2）熟悉埃索美拉唑钠的合成工艺。

（3）了解手性药物的常见制备方法。

二、实验原理

埃索美拉唑钠，是抗溃疡药奥美拉唑的 S-型单一对映体的钠盐制剂。埃索美拉唑钠由阿斯利康公司研制，是第一个纯左旋光学异构体质子泵抑制剂，通过特异性抑制胃壁细胞的质子泵而减少胃酸分泌。主要用于胃及十二指肠溃疡和胃食管反流性疾病，作用时间和疗效均优于奥美拉唑。

　　　　埃索美拉唑钠　　　　　　　　　　　　奥美拉唑

埃索美拉唑钠的合成关键是手性中心的构建，可以通过拆分和不对称氧化合成得到。拆分法是以消旋的奥美拉唑为原料，小规模的可直接用手性 HPLC 柱拆分，工业规模的可接上手性辅助基，用反相柱分离后再除去辅助基。本实验采用 Sharpless-Kagan 不对称氧化法，在手性催化体系 D-（一）-酒石酸二乙酯、四异丙醇钛、过氧化氢异丙苯的作用下，选择性地将硫醚氧化成 S-构型亚砜，以 99.9％以上的 ee 值得到埃索美拉唑，产品产率高，光学纯度高，避免了拆分法中拆分试剂价格昂贵、物料损失大等缺点，同时氧化反应条件温和，方便可控。其合成路线如下：原料对氨基苯甲醚（**1**）经氨基的乙酰化保护、苯环 2 位硝基化制得中间体 2-硝基-4-甲氧基乙酰苯胺（**2**），在强碱的作用下水解脱去氨基保护基乙酰基，得中间体 2-硝基-4-甲氧基苯胺（**3**），将硝基还原为氨基制得中间体 4-甲氧基邻苯二胺（**4**），再与乙基黄原酸钾（由二硫化碳、氢氧化钾和乙醇反应生成）成环形成苯并咪唑硫醇结构，得到关键中间体 5-甲氧基-1H-苯并咪唑-2-硫醇（**5**），再与 2-氯甲基-3,5-二甲基-4-甲氧基吡啶盐酸盐经 Williamson 成醚反应，制得关键的前手性硫醚中间体奥美拉唑硫醚（**6**），

NOTE

最后经 Sharpless-Kagan 不对称氧化硫醚、成盐反应制得埃索美拉唑钠。

在硫醚的不对称氧化反应中,除了主要生成目标产物 S-型异构体外,也会生成微量 R-型副产物。也可能因氧化剂的过度氧化作用而产生砜或吡啶 N-氧化物,生成杂质 A、B 和 C。这些杂质的结构与埃索美拉唑钠的结构相似,性质相近,不易分离除去,易带入成品中,因此需要严格控制氧化反应的条件,如氧化剂的用量、温度、反应时间、物料的滴加速度等。

三、实验方法

(一) 2-硝基-4-甲氧基乙酰苯胺(2)的制备

1. 原料规格及配比

试剂名称	规格	用量	物质的量	物质的量之比
对氨基苯甲醚	AR	12.3 g		
乙酸酐	AR	10.3 mL		
冰醋酸	AR	30 mL		
水	(纯水,自制)	10 mL		
碎冰	(自制)	42 g		
浓硝酸	AR(65%~68%)	10.1 mL		

NOTE

2. 操作 将对氨基苯甲醚（**1**，12.3 g）在冰醋酸（30 mL）和水（10 mL）中搅拌溶解后，加入碎冰（42 g）降温至 0～5 ℃（附注（1）），立即加入乙酸酐（10.3 mL），剧烈搅拌，析出结晶，加热至结晶溶解，自然冷却至 46 ℃（附注（2）、（3）），迅速加入浓硝酸（10.1 mL），60～65 ℃保温 10 min（附注（4）），之后将反应液倾入冰水中，冷却至 25 ℃，搅拌至黄色结晶全部析出，抽滤，用冰水洗涤黄色结晶 3 次，抽干，干燥得黄色结晶 2-硝基-4-甲氧基乙酰苯胺（**2**），称重。

（二）2-硝基-4-甲氧基苯胺（**3**）的制备

1. 原料规格及配比

试剂名称	规格	用量	物质的量	物质的量之比
2-硝基-4-甲氧基乙酰苯胺	（自制）	17.5 g		
Claisen 碱液	（自配（附注（5）））	32.6 g		
水	（纯水，自制）	27.3 mL		

2. 操作 将 2-硝基-4-甲氧基乙酰苯胺（**2**，17.5 g）加入预先已经配制好的 Claisen 碱液（32.6 g，附注（5））中，回流 15 min，加水（27.3 mL），再回流 15 min，冷却至 0～5 ℃，析出固体，抽滤，冰水洗涤固体 3 次，干燥得砖红色固体 2-硝基-4-甲氧基苯胺（**3**），称重。

NOTE

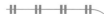
（三）4-甲氧基邻苯二胺（**4**）的制备

1. 原料规格及配比

试剂名称	规格	用量	物质的量	物质的量之比
2-硝基-4-甲氧基苯胺	（自制）	12.2 g		
浓盐酸	AR(36%)	77 mL		
氯化亚锡	AR	55.8 g		
NaOH 溶液	（40%，自配）	适量		
乙酸乙酯	AR	适量		
无水硫酸钠	AR	适量		

2. 操作　将氯化亚锡(55.8 g)和浓盐酸(77 mL)混合，搅拌溶解，于 20 ℃加入 2-硝基-4-甲氧基苯胺(**3**,12.2 g)，搅拌 3 h。滴加 40% NaOH 溶液调 pH 值为 14，温度不超过 40 ℃(附注(6))。用乙酸乙酯萃取两次，合并有机相，水洗，无水硫酸钠干燥，过滤，减压蒸去有机溶剂，得黄色油状物，冷冻后得 4-甲氧基邻苯二胺(**4**)的结晶(附注(7))，称重。

（四）5-甲氧基-1*H*-苯并咪唑-2-硫醇（**5**）的制备

1. 原料规格及配比

试剂名称	规格	用量	物质的量	物质的量之比
4-甲氧基邻苯二胺	（自制）	7.1 g		
二硫化碳	AR	3.8 mL		
95%乙醇	AR	35 mL		
氢氧化钾	AR	5.3 g		
活性炭	AR(200目，粉末状)	1 g		
70 ℃热水	（自制）	适量		
冰醋酸	AR	适量		

2. 操作　搅拌下，将 4-甲氧基邻苯二胺(**4**,7.1 g)和二硫化碳(3.8 mL)加到 95%乙醇(35 mL)和氢氧化钾(5.3 g)的混合液中(附注(8)、(9))，加热回流 3 h，加入活性炭(1 g)，回流 10 min，趁热过滤，滤液与适量的 70 ℃热水混合，搅拌下滴加冰醋酸至 pH 值为 4～5，有结晶析出(附注(10))，冷却至 5～10 ℃，结晶完全析出，抽滤，水洗至中性，干燥，得土黄色结晶 5-甲氧基-1*H*-苯并咪唑-2-硫醇(**5**)，称重。

NOTE

（五）奥美拉唑硫醚（**6**）的制备

1. 原料规格及配比

试剂名称	规格	用量	物质的量	物质的量之比
5-甲氧基-1*H*-苯并咪唑-2-硫醇	（自制）	9.3 g		
甲醇	AR	21 mL		
氢氧化钠	AR	2.3 g		
水	（纯水,自制）	16.6 mL		
2-氯甲基-3,5-二甲基-4-甲氧基吡啶盐酸盐	CP	11.5 g		
氢氧化钠溶液	（自配（附注（11）））	12 mL		
乙酸乙酯	AR	适量		
饱和碳酸氢钠溶液	（自配）	适量		
无水硫酸钠	AR	适量		

2. 操作　5-甲氧基-1*H*-苯并咪唑-2-硫醇（**5**,9.3 g）、甲醇（21 mL）、氢氧化钠（2.3 g,附注（12））和水（16.6 mL）混合,搅拌溶解,加入 2-氯甲基-3,5-二甲基-4-甲氧基吡啶盐酸盐（11.5 g）,回流,滴加氢氧化钠溶液（12 mL,附注（11））,滴完回流 6 h,减压蒸除甲醇,乙酸乙酯萃取 3 次,用饱和碳酸氢钠溶液、水依次洗涤有机相,无水硫酸钠干燥,减压浓缩,向浓缩液中加入乙酸乙酯（37 mL,附注（13））,加热使其溶解,降温至 0～5 ℃搅拌 1 h,过滤,滤饼于 35～45 ℃减压干燥 1 h,得白色固体奥美拉唑硫醚（**6**）,称重。

（六）埃索美拉唑钠的制备

1. 原料规格及配比

试剂名称	规格	用量	物质的量	物质的量之比
奥美拉唑硫醚	（自制）	13.6 g		
甲苯	AR	65 mL		
D-(—)-酒石酸二乙酯	CP	1.5 mL		
四异丙醇钛	CP	1.3 mL		
二异丙基乙胺	AR	1.1 mL		
过氧化氢异丙苯	（87%（GC 法））	7.17 g		
甲醇钠	AR	3.4 g		

2. 操作　于 250 mL 圆口烧瓶中加入甲苯（65 mL,附注（14））、奥美拉唑硫醚（**6**,13.6 g）、D-(—)-酒石酸二乙酯（1.5 mL）,搅拌下加热至 50 ℃,在此温度下反应 20 min。加入四异丙醇钛（1.3 mL）,保温反应 45 min。冷却反应液至 30 ℃,加入二

NOTE

异丙基乙胺(1.1 mL),再滴加过氧化氢异丙苯(7.17 g),控制滴加速度以保持反应温度在(30±2)℃,滴毕,控制温度为(30±2)℃继续反应 2 h(附注(15)、(16))。加入甲醇钠(3.4 g)溶液(溶解于 30 mL 甲醇中),搅拌至晶体析出完全,过滤,滤饼35 ℃真空干燥,得埃索美拉唑钠粗品,称重。

附　　注

(1) 严格保持乙酰化反应温度为 0～5 ℃,反应在很短时间内即可完成,若温度过高,可能产生二乙酰化副产物。

(2) 芳香伯胺可被硝酸氧化,且氨基在酸性条件下成盐形成的—NH_3^+ 会影响硝化反应,故要确保氨基的乙酰化反应完全,再加入硝酸进行硝化。

(3) 4-甲氧基乙酰苯胺在醋酸和水混合液中的溶解度低于对氨基苯甲醚,因此会从反应液中析出,通过加热使之溶解,自然冷却至 46 ℃析出细小结晶,此时再加入硝酸硝化,有利于硝化反应进行完全。

(4) 硝化反应在 60～65 ℃进行,反应速度较快,10 min 即可完成。

(5) Claisen 碱液的配制:176 g 氢氧化钾与 126 mL 水混合,加甲醇定容至500 mL。

(6) 使用氯化亚锡和浓盐酸进行还原时,产物成盐酸盐溶于水中,加 40%NaOH 溶液调 pH 值至 14 时,产物 4-甲氧基邻苯二胺(**4**)游离析出,注意中和速度,严格控制温度在 20～40 ℃,温度过高则产物易被氧化,过低则析出盐,影响萃取效果。

(7) 4-甲氧基邻苯二胺(**4**)性质不稳定,遇空气易氧化,不宜存放,应现制现用。

(8) 为使反应完全,二硫化碳和氢氧化钾稍过量,乙醇过量较多。乙醇既参与反应,又作溶剂。

(9) 反应产生硫化氢气体,需用碱性水溶液吸收尾气。

(10) 产物 5-甲氧基-1H-苯并咪唑-2-硫醇(**5**)呈酸性,反应中生成钾盐溶于乙醇和水,后处理时滴加醋酸使产物游离析出。

(11) NaOH 溶液的配制:2.4 g 氢氧化钠溶于 9.6 mL 水中。

(12) NaOH 略过量(硫醇的 1.1 当量),可使硫醇完全转化为硫醇钠中间体。

(13) 重结晶可使用丙酮或乙酸乙酯作溶剂,可根据实际条件选用。

(14) 该反应除可用甲苯作溶剂外,也可用二氯甲烷或乙酸乙酯作溶剂。

(15) 氧化剂过氧化氢异丙苯用量不足,氧化不完全,产物可能含有硫醚杂质;过氧化氢异丙苯用量大于 1 当量,可能会将硫醚氧化成砜或吡啶 N-氧化物。因此,要严格控制过氧化氢异丙苯的用量。

(16) 滴加过氧化氢异丙苯时,注意控制滴加速度以严格保持反应温度在(30±

NOTE

2）℃,滴毕,严格控制反应温度在(30±2)℃,防止温度过高而导致副产物增多。

本实验约需 32 h。

┃实验指导┃

（一）预习要求

（1）硝化、还原、Williamson 成醚、Sharpless-Kagan 不对称氧化等反应的原理与操作。

（2）查阅文献,学习埃索美拉唑钠的合成方法。

（二）思考题

（1）查阅文献,简述拆分法制备埃索美拉唑钠的特点,说明手性合成相比拆分法制备埃索美拉唑钠的优势。

（2）2-硝基-4-甲氧基乙酰苯胺（**2**）的制备过程中,在硝化前为什么要先对氨基进行乙酰化保护? 为什么要保持乙酰化反应温度为 0～5 ℃?

（3）4-甲氧基邻苯二胺（**4**）的制备过程中,反应完全后用 40％的 NaOH 溶液调pH 值为 14,温度为何不宜高于 40 ℃?

（4）试分析埃索美拉唑钠成品中可能出现的杂质并简要说明其来源。

（李长庚）

NOTE

实验二十　磺胺醋酰钠的合成

一、目的要求

（1）掌握磺胺类药物的一般理化性质，以及如何利用其理化性质的差异达到分离提纯产品的目的。

（2）熟悉用乙酸酐进行乙酰化反应的原理，了解 pH 值、温度等反应条件在药物合成反应中的重要性。

（3）了解磺胺醋酰钠的来源、临床应用。

二、实验原理

磺胺醋酰钠（sulphacetamide sodium），又称为磺醋酰胺钠，是一种短效磺胺类药物，具有广谱抑菌作用。可用于结膜炎、角膜炎、泪囊炎、沙眼及其他敏感菌引起的眼部感染。其合成路线如下。

在生成磺胺醋酰钠的同时，由于反应条件中 pH 值、温度等因素的影响，反应过程中会有副产物出现，实验中利用主产物和副产物理化性质的不同将其进行分离，从而达到提纯的目的。

$\xrightarrow[\text{pH=7}]{\text{HCl}}$
$\begin{cases} H_2N-C_6H_4-SO_2NH_2 \downarrow \\ H_3COC-\overset{H}{N}-C_6H_4-SO_2NH_2 \downarrow \\ H_3COC-\overset{H}{N}-C_6H_4-SO_2NNaCOCH_3 \\ H_2N-C_6H_4-SO_2NNaCOCH_3 \end{cases}$

$\xrightarrow[\text{pH=4}]{\text{HCl}}$
$\begin{cases} H_3COC-\overset{H}{N}-C_6H_4-SO_2NHCOCH_3 \downarrow \\ H_2N-C_6H_4-SO_2NHCOCH_3 \downarrow \end{cases}$

$\xrightarrow{\text{10\% HCl}}$
$\begin{cases} H_3COC-\overset{H}{N}-C_6H_4-SO_2NHCOCH_3 \downarrow \\ HCl \cdot H_2N-C_6H_4-SO_2NHCOCH_3 \end{cases}$

$\xrightarrow[\text{pH=5}]{\text{40\% NaOH}}$ $H_2N-C_6H_4-SO_2NHCOCH_3 \downarrow$

三、实验方法

（一）磺胺醋酰（SA）的制备

1. 原料规格及配比

试剂名称	规格	用量	物质的量	物质的量之比
磺胺	（药用，mp. 164 ℃）	17.2 g		
乙酸酐	AR(bp. 139.8 ℃)	13.6 g		
NaOH 溶液	AR(22.5%，自配)	22 mL		
NaOH 溶液	AR(77%，自配)	12.5 mL		
NaOH 溶液	AR(40%，自配)	适量		
盐酸	AR(10%，自配)	适量		

2. 操作 在附有磁力搅拌子、温度计和冷凝管的 100 mL 的三颈烧瓶中投入磺胺 17.2 g，22.5% 的 NaOH 溶液 22 mL，于水浴中升温至 50～55 ℃反应，物料溶解后，滴加 77% NaOH 溶液 2.5 mL（附注（1））、乙酸酐 3.6 mL，随后每隔 5 min 将剩余的 77%NaOH 溶液及乙酸酐交替滴加（附注（2）），每次各滴加 2 mL，加料期间反应温度维持在 50～55 ℃，pH 值保持在 12～13（附注（3））。加料毕，继续反应 30 min。将反应液倒入 250 mL 烧杯中，加水 20 mL 稀释。随后用浓盐酸调 pH 值

NOTE

至 7(附注(4)),于冰浴中放置 1 h,冷却析出固体。抽滤,除去磺胺,滤液用浓盐酸调 pH 值至 4～5(附注(5)),滤取沉淀压干。将所得沉淀用 10％的盐酸溶解,静置 20～30 min,抽滤除去不溶物,用 40％NaOH 溶液调 pH 值至 5,析出磺胺醋酰,抽滤,少量水洗,得精品,mp.179～184 ℃。

(二)磺胺醋酰钠(SA-Na)的制备

1. 原料规格及配比

试剂名称	规格	用量	物质的量	物质的量之比
磺胺醋酰(SA)	(自制)	2.0 g		
NaOH 溶液	AR(20％或 40％,自配)	适量		
蒸馏水	(自制)	适量		
无水乙醇	AR	30 mL		

2. 操作

(1) 方法一:将以上所得的磺胺醋酰 2.0 g 投入小烧杯中,滴加少量水润湿至黏稠状态(附注(6))。于水浴中加热至 90 ℃,滴加 20％NaOH 溶液至磺胺醋酰恰好溶解(否则会使生成的酰胺键断裂),溶液 pH 值为 7～8,趁热抽滤(附注(7)),保留滤液,将其转至小烧杯中放冷,析出结晶,抽滤(附注(8)),干燥,得磺胺醋酰钠,称重,计算产率。

(2) 方法二:取自制磺胺醋酰 2.0 g 于小烧杯中,加入 30 mL 无水乙醇,加热至 50～55 ℃,向小烧杯中缓慢滴加 40％的 NaOH 溶液直至溶液 pH 值为 7～8(附注(9))。冷却,结晶,抽滤(附注(8)),干燥。称重并计算产率。

附 注

(1) 实验中使用多种不同浓度的 NaOH 溶液,在实验中切勿加错,否则会导致实验失败,22.5％ NaOH 溶液作溶剂,77％ NaOH 溶液作缩合剂。

(2) 需要交替滴加 77％ NaOH 溶液和乙酸酐溶液,先碱后酐,切勿加反(此反应为放热反应,交替加入是为了避免两者同时加入产生大量热量使温度骤升,致使芳伯氨基氧化和已生成的磺胺醋酰水解导致产率降低)。

(3) 反应时保持反应液 pH 值在 12～13,否则产率将会降低。

(4) 在 pH 值为 7 时,析出的固体不是目标产物而是磺胺和 4-乙酰化产物,应弃去。产物在滤液中,在 pH 值为 4～5 时,析出的固体是目标产物。

(5) 溶液 pH 值的调节是反应能否成功的关键,否则实验产率会降低。

(6) 加入的水量以使磺胺醋酰略湿即可。可适当多加入一些,在析晶时会蒸发掉一些水分。

（7）须趁热抽滤，抽滤漏斗应先预热。若所得滤液放冷后较难析出结晶，可置电炉上略加热，使其挥发掉一些水分，再放冷析晶。

（8）由于所得产品为钠盐，在水中溶解度较大，抽滤时严禁用水洗涤。

（9）在制备磺胺醋酰钠时，NaOH 的量不要滴加过多，因为钠盐的水溶性大，会降低产率。

本实验约需 9 h。

实 验 指 导

（一）预习要求

（1）学习磺胺醋酰钠的结构特点、理化性质及其临床应用。

（2）学习如何控制反应过程的 pH 值条件及利用目标产物与副产物理化性质不同的特点来分离副产物。

（3）预习成盐的制备方法、操作，掌握抽滤的实验操作。

（二）思考题

（1）磺胺类药物有哪些理化性质？本实验是如何利用这些性质进行产品的分离纯化的？

（2）反应液后处理时，pH＝7 时析出的固体是什么？ pH＝5 时析出的固体是什么？ 在 10％盐酸中的不溶物是什么？ 为什么？

（3）反应过程中，pH 值保持在 12～13 是非常重要的。若碱性过强，导致磺胺较多，磺胺醋酰次之，磺胺双醋酰较少；碱性过弱，其结果是磺胺双醋酰较多，磺胺醋酰次之，磺胺较少，为什么？

（付丽娜）

NOTE

一、目的要求

（1）掌握金属配合物类药物的制备方法。

（2）熟悉磺胺类药物的物理性质和化学性质。

二、实验原理

磺胺嘧啶为临床上常用的抗菌药，它与金属生成的配合物具有杀菌力强、可促进创面愈合等特点。磺胺嘧啶锌是一种临床常用的磺胺嘧啶金属配合物抗菌药，主要用于烧伤、烫伤创面的抗感染。磺胺嘧啶锌为白色或类白色的粉末，不溶于水、乙醇、氯仿或乙醚，在稀盐酸中溶解，在稀硫酸中微溶。

磺胺嘧啶锌

本实验通过磺胺嘧啶粉末与硫酸锌反应制备磺胺嘧啶锌。磺胺嘧啶是带苯环与嘧啶环的有机物，在水中的溶解度较小，因此，很难较好地与 Zn^{2+} 发生反应，但将其制成铵盐后，可有效增加其在水中的溶解度，从而增加制备磺胺嘧啶锌的效率。此法制得的产品为磺胺嘧啶锌二水合物，合成路线如下。

磺胺嘧啶　　　　　　　磺胺嘧啶锌二水合物

硫酸锌等原料中可能混有铁、铅、砷等金属或非金属盐类，它们也可与磺胺嘧啶发生配位反应，生成磺胺嘧啶的铁、铅、砷等配合物，成为杂质。

NOTE

94

三、实验方法

（一）磺胺嘧啶锌的制备

1. 原料规格及配比

试剂名称	规格	用量	物质的量	物质的量之比
磺胺嘧啶	AR	2.5 g		
$ZnSO_4$	AR	3.0 g		
氨水	AR(25%~28%)	适量		
稀氨水	(自配(附注(1)))	15 mL		
氯化钡溶液	(0.1 mol/L,自配)	适量		

2. 操作 称取磺胺嘧啶粉末(2.5 g),放入 250 mL 的三颈烧瓶中(附注(2)),加入稀氨水(15 mL,附注(1)、(3))。如果有磺胺嘧啶粉末没有溶解,可以再补加 1 mL 左右的浓氨水,让磺胺嘧啶充分溶解,安装好溶液搅拌装置,充分搅拌让固体溶解。称取 $ZnSO_4$ 3.0 g,加入烧杯中,溶解于 25 mL 水中(附注(3)),用玻璃棒进行搅拌溶解,倾入上述磺胺嘧啶氨水溶液中,搅拌少许就有白色沉淀析出,继续搅拌 5 min,过滤,滤饼用蒸馏水洗至无硫酸根离子为止(附注(4)),50 ℃真空干燥,称重,计算产率。

（二）鉴别反应

1. 原料规格及配比

试剂名称	规格	用量	物质的量	物质的量之比
磺胺嘧啶锌	(自制)	0.5 g		
盐酸	AR(36%)	5 mL		
亚铁氰化钾试液	(自配(附注(5)))	适量		
NaOH 溶液	(自配(附注(6)))	适量		
酚酞指示液	(自配(附注(7)))	适量		
稀醋酸	(自配(附注(8)))	2 mL		
稀盐酸	(自配(附注(9)))	1 mL		
亚硝酸钠溶液	(0.1 mol/L,自配)	适量		
碱性 β-萘酚试液	(自配(附注(10)))	适量		
硫酸铜试液	(自配(附注(11)))	适量		
NaOH 溶液	(0.4%,自配)	3 mL		

2. 操作

（1）取合成的磺胺嘧啶锌 0.5 g,加盐酸 5 mL 使溶解,加水 20 mL,加亚铁氰化

NOTE

钾试液(附注(5)),即析出白色沉淀,继续加亚铁氰化钾试液至沉淀完全;过滤,滤液用 NaOH 溶液(附注(6))中和至对酚酞指示液(附注(7))显浅红色,加稀醋酸 2 mL(附注(8))即析出白色沉淀;过滤,沉淀用水洗净,在 100 ℃干燥 0.5 h,照下述鉴别法(2)、(3)项实验。

(2) 取沉淀物约 50 mg,加稀盐酸 1 mL(附注(9))振摇使溶解,加 0.1 mol/L 亚硝酸钠溶液数滴,加碱性 β-萘酚试液(附注(10))数滴即生成橘红色偶氮化合物沉淀。

(3) 取沉淀物约 0.1 g,加水与 0.4% NaOH 溶液各 3 mL 振摇使溶解。过滤,取滤液加硫酸铜试液(附注(11))1 滴,即生成黄绿色沉淀,放置后变为紫色。

附　　注

(1) 稀氨水的配制:按每 4 mL 浓氨水加入 10 mL 水的比例配制。

(2) 在进行磺胺嘧啶锌的制备过程中,所有用到的仪器都必须用蒸馏水反复洗净,以防止残留的金属或非金属离子污染产品。

(3) 反应及试液配制所用的水均为蒸馏水。

(4) 硫酸根离子的检测:用 0.1 mol/L 的氯化钡溶液进行沉淀反应检测。

(5) 亚铁氰化钾试液的配制:取亚铁氰化钾 1 g,加水 10 mL 使溶解,即得。本试液应临用新制。

(6) NaOH 溶液的配制:1 g NaOH 加水定容至总体积 10 mL。

(7) 酚酞指示液的配制:取 0.5 g 酚酞,用乙醇溶解,并稀释至 100 mL,即得。

(8) 稀醋酸的配制:取冰醋酸 6 mL,加水定容至 100 mL,即得。

(9) 稀盐酸的配制:取 23.4 mL 浓盐酸,加水定容至 100 mL,即得。

(10) 碱性 β-萘酚试液的配制:取 β-萘酚 0.25 g,加 NaOH 溶液(附注(6))10 mL 使溶解,即得。本试液应临用新制。

(11) 硫酸铜试液的配制:取硫酸铜 12.5 g,加水使溶解成 100 mL 即得。

本实验约需 4 h。

实 验 指 导

(一)预习要求

(1) 磺胺类药物的结构特点及理化性质。

(2) 硫酸根离子的检测方法与原理。

（二）思考题

（1）在进行磺胺嘧啶锌的制备时，为什么要先制成铵盐？

（2）查阅文献并回答磺胺嘧啶锌与磺胺嘧啶银在结构、合成及临床应用方面的区别。

（李长庚）

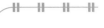

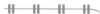

实验二十二 诺氟沙星的合成

一、目的要求

（1）掌握涉及的各类反应的特点、作用机理、反应终点的控制等，进一步巩固药物化学实验的基本操作。

（2）熟悉诺氟沙星的合成过程中涉及的各类反应的特点、作用机理和反应终点的控制方法等。

（3）了解诺氟沙星的临床应用。

二、实验原理

诺氟沙星（norfloxacin），又称氟哌酸（FPA），为第三代喹诺酮类抗菌药，适用于敏感菌所致的泌尿道、肠道以及耳鼻喉科、妇科、皮肤科和外科等感染性疾病的治疗。具有抗菌谱广、抗菌作用强、生物利用度高等优点。但此药对未成年人骨骼形成有延缓作用，故禁止未成年人服用。其合成路线如下。

三、实验方法

（一）3,4-二氯硝基苯的制备

1. 原料规格及配比

试剂名称	规格	用量	物质的量	物质的量之比
邻二氯苯	CP	35.0 g(26.8 mL)		
浓硫酸	AR	42.63 mL		
浓硝酸	AR	36.43 mL		

2. 操作　在装有冷凝管、恒压滴液漏斗、温度计的三颈烧瓶中，先加入浓硝酸 36.43 mL，水浴冷却下滴加浓硫酸 42.63 mL（附注（1）），控制其滴加速度，使温度保持在 50 ℃ 以下。滴加完毕，换一个恒压滴液漏斗，于 40～50 ℃ 条件下（附注（2)）滴加邻二氯苯 26.8 mL，控制滴速于 30 min 内滴完，升温至 60 ℃，继续反应 2 h。反应毕，静置分层后，取上层油状液体倒入 5 倍体积的水中，搅拌，放置 30 min，抽滤，水洗至中性，真空干燥（附注（3)），称重，计算产率。

（二）4-氟-3-氯硝基苯的制备

1. 原料规格及配比

试剂名称	规格	用量	物质的量	物质的量之比
3,4-二氯硝基苯	（自制）	40 g		
氟化钾	AR	23 g		
二甲基亚砜	AR	66.36 mL		
无水氯化钙	AR	适量		

2. 操作　在装有冷凝管、氯化钙干燥管和温度计的三颈烧瓶中（附注（4)），加入第（一）步制得的 3,4-二氯硝基苯 40 g、二甲基亚砜 66.36 mL（附注（5)）、无水氟化钾 23 g，升温至 194～198 ℃，快速搅拌反应 1～1.5 h，冷却至 50 ℃ 左右，加水 75 mL，充分搅拌后倒入分液漏斗，静置分层，取下层油状物。安装水蒸气蒸馏装置进行水蒸气蒸馏（附注（6)），得到淡黄色固体，抽滤，水洗至中性，真空干燥得中间体 4-氟-3-氯硝基苯。

（三）4-氟-3-氯苯胺的制备

1. 原料规格及配比

试剂名称	规格	用量	物质的量	物质的量之比
4-氟-3-氯硝基苯	（自制）	30 g		
铁粉	AR(还原铁粉)	51.5 g		

 NOTE

试剂名称	规格	用量	物质的量	物质的量之比
氯化钠	AR	4.3 g		
盐酸	AR	2 mL		

2. 操作　在装有冷凝管和温度计的三颈烧瓶中,加入铁粉 51.5 g(附注(7)、(8)、(9))、水 173 mL、氯化钠 4.3 g、盐酸 2 mL,于 100 ℃活化 10 min,快速搅拌下加入 4-氟-3-氯硝基苯 30 g,于 95 ℃继续反应 2 h,然后将反应液进行水蒸气蒸馏(附注(10)),在馏出液中加入冰块,使产品固化,抽滤,于 30 ℃下干燥(附注(11)),得中间体 4-氟-3-氯苯胺。

(四)7-氯-6-氟-1,4-二氢-4-氧喹啉-3-羧酸乙酯(环合物)的制备

1. 原料规格及配比

试剂名称	规格	用量	物质的量	物质的量之比
4-氟-3-氯苯胺	(自制)	15 g		
EMME	AR	22.43 mL		
甲苯	AR	适量		
丙酮	AR	适量		
石蜡油	CP	80 mL		

2. 操作　在装有冷凝管、蒸馏装置和温度计的干燥三颈烧瓶(附注(12))中加入 4-氟-3-氯苯胺 15 g、EMME 22.43 mL,快速搅拌(附注(13))并升温至 120 ℃反应 2 h,冷却至室温。加入石蜡油,升温至 260～270 ℃(附注(14)),蒸发乙醇 0.5 h后,冷却至 50 ℃左右,抽滤,分别用甲苯、丙酮洗涤滤饼,直至滤饼呈灰白色,真空干燥,测其熔点,mp.297～298 ℃,计算产率。

(五)1-乙基-7-氯-6-氟-1,4-二氢-4-氧喹啉-3-羧酸乙酯(乙基物)的制备

1. 原料规格及配比

试剂名称	规格	用量	物质的量	物质的量之比
环合物	(自制)	25 g		
溴乙烷	AR	17.12 mL		
DMF	AR	132.28 mL		
无水碳酸钾	AR	32 g		

2. 操作　在装有冷凝管、恒压滴液漏斗和温度计的三颈烧瓶中加入第(四)步得到的环合物 25 g、无水碳酸钾 32 g、DMF 132.28 mL(附注(15)),于 100 ℃活化 1 h,降温至 80 ℃,在 40～60 min 内滴加完溴乙烷 17.12 mL(附注(16)),升温至 100～110 ℃,继续反应 3 h。反应毕,降温至 50 ℃(附注(17)),倒入 10 倍量的蒸馏水中

充分搅拌,析出固体(附注(18)),抽滤,水洗(附注(19)),真空干燥得粗品。

(六)1-乙基-7-氯-6-氟-1,4-二氢-4-氧喹啉-3-羧酸(水解物)的制备

1. 原料规格及配比

试剂名称	规格	用量	物质的量	物质的量之比
乙基物	(自制)	20 g		
氢氧化钠	AR	6 g		
蒸馏水	(自制)	适量		
盐酸	AR	适量		
DMF	AR	适量		

2. 操作 在装有冷凝管和温度计的三颈烧瓶中加入第(五)步得到的乙基物 20 g、氢氧化钠 6 g、蒸馏水 100 mL,加热至 95～100 ℃,固体物料消失后(约 10 min)(附注(20)),趁热过滤,在滤液中加入 100 mL 水进行稀释,用盐酸(附注(21))调 pH 值为 6,析出固体,趁热过滤,水洗至中性,干燥。用 DMF 重结晶(附注(22)),得白色结晶性粉末,测其熔点(mp.265～267 ℃),若熔点低于 265 ℃,需要再次进行重结晶。

(七)诺氟沙星的制备

1. 原料规格及配比

试剂名称	规格	用量	物质的量	物质的量之比
水解物	(自制)	10 g		
无水哌嗪	AR	13 g		
DMSO	AR	20 mL		
二甲苯	AR	20 mL		
冰醋酸	AR	适量		
无水乙醇	AR	适量		
浓氨水	AR	适量		
活性炭	AR	适量		

2. 操作 在装有冷凝管和温度计的三颈烧瓶中加入第(六)步得到的水解物 10 g、无水哌嗪 13 g、DMSO 20 mL、二甲苯 20 mL,于 100 ℃下反应 6 h(附注(23)、(24)),将反应液冷却,析出固体,过滤,用少量乙醇洗涤粗品,溶于 100 mL 水中,用冰醋酸调 pH 值为 6,加热溶解,加入适量活性炭,回流 30 min,趁热过滤,滤液用浓氨水调 pH 值至 7.3 左右,析出固体,冷却至室温,抽滤,水洗,干燥得淡黄色结晶性粉末诺氟沙星(mp.218～222 ℃)。

NOTE

┃ 附　　注 ┃

（1）第（一）步反应使用混酸硝化，浓硫酸可防止副反应的进行。在下式中，NO_2^+是硝化剂。

$$HNO_3 + 2H_2SO_4 \longrightarrow H_3O^+ + NO_2^+ + 2HSO_4^-$$

（2）硝化反应需达到 40 ℃，如果温度较低，滴加混酸后，大量混酸聚集，反应发生后，反应温度会因聚集的混酸而急剧升高，生成较多副产物。因此，滴加混酸时需要调节滴加速度，使温度保持在 40～50 ℃。

（3）由于 3,4-二氯硝基苯的熔点为 39～41 ℃，所以不能用烘箱或红外灯干燥。

（4）第（二）步氟化反应为无水操作，微量水分就会导致产率大幅下降，保证所用试剂、药品无水。

（5）为保证无水反应，可在刚回流时蒸出少量二甲基亚砜以带走微量水分。

（6）进行水蒸气蒸馏时，只需少量冷凝水，否则会导致目标产物固化而堵塞冷凝管。

（7）胺的制备通常在盐酸或醋酸存在条件下用铁粉还原硝基化合物而得到。此方法操作简便，原料廉价易得，产率稳定，也适合工业化生产。

（8）铁粉一般以 60 目为宜，其表面有氧化铁膜，所以必须进行活化才能反应。

（9）铁粉密度较大，如果搅拌速度慢，将会在三颈烧瓶底部结块，因此应剧烈搅拌。

（10）水蒸气蒸馏时，应控制好冷凝水速度，防止产物发生固化而堵塞冷凝管。

（11）4-氟-3-氯苯胺熔点较低，所以干燥时温度要低。

（12）第（四）步反应为无水操作，仪器需干燥，否则会导致 EMME 的分解。

（13）反应开始后，反应液会变为黏稠状，应快速搅拌而避免局部过热。

（14）该环合反应是典型的 Gould-Jacobs 反应，由于苯环上取代基的定位效应及空间效应影响，虽然氯原子的对位远比邻位活泼，但邻位也会出现取代反应。反应条件控制不当，就会形成反环化合物。

为降低反环化合物的生成量，应注意以下两点。

①反应温度低有利于副产物反环化合物的生成。因此需要快速升温至 260 ℃，并不高于 270 ℃。

②适当加大溶剂量也能够减少副产物的生成。

（15）DMF 需要预先进行干燥，少量水分就会对反应产生很大影响，所以实验中加入的碳酸钾为无水碳酸钾（碳酸钾易吸湿），同时注意反应装置的密闭性。

（16）溴乙烷沸点较低，且易挥发，所以可将恒压滴液漏斗的滴管加长，以插入液面以下。

（17）反应液加水后，需要降温至 50 ℃左右，温度太高导致酯键水解，温度过低导致产物结块，不易进行后续处理。

（18）环合物存在酮式与烯醇式的平衡，反应后可得到少量的乙基化合物进入后续反应，生成化合物 6-氟-1,4-二氢-4-氧代-7-(1-哌嗪基)喹啉，这是诺氟沙星中的主要杂质。

（19）洗涤滤饼时，要用大量水洗，否则会残留少量的 K_2CO_3。

（20）在水解物的制备反应中，由于反应物不溶于碱液，而产物可溶于碱液，反应结束后，反应液应澄清。

（21）在调节 pH 值之前需要先粗略计算盐酸的用量，快到终点时，将盐酸稀释，防止加入过量的酸。

（22）重结晶时，在粗品中加入 5 倍量的 DMF 较为适宜，加热溶解，加入活性炭，加热，过滤，除去活性炭，冷却，过滤。

（23）诺氟沙星合成反应为氮烃化反应，注意反应时间和温度对实验的影响。

（24）水解物的 6-位氟与 7-位氯竞争反应，导致副产物生成，6-位氟被取代的副产物多达 25%。

本实验约需 30 h。

实 验 指 导

（一）预习要求

（1）学习诺氟沙星的药理作用及临床应用。

（2）学习硝化反应的原理及基本操作。

（3）熟悉抽滤操作过程和水蒸气蒸馏的操作过程。

（4）熟悉干燥管的使用方法。

NOTE

（5）复习用旋转蒸发仪进行减压操作的方法。

（6）复习恒压滴液漏斗的使用方法及注意事项。

（7）复习重结晶的操作方法。

（二）思考题

（1）硝化试剂有多种，请列举其他几种硝化试剂。

（2）配制混酸时的顺序是怎样的？为什么？

（3）如何检查反应是否进行完全？

（4）在实验过程中，水溶液中的二甲基亚砜怎样回收？

（5）第（二）步反应中，如果延长反应时间，结果会怎样？提高此步产率的关键操作是什么？

（6）请列举其他能还原硝基化合物为胺的还原剂。

（7）此反应使用的铁粉为硅铁粉，含有部分硅，如用纯铁粉会出现怎样的结果？

（8）环合物的合成过程中，该反应为高温反应，在操作高温反应时应注意什么？

（9）请写出 Gould-Jacobs 反应历程，并说明什么反应条件利于提高产率。

（10）实验中所用的溴乙烷能否用别的乙酰化试剂替代，举例说明。

（11）乙基物制备过程中，如反应液不及时降温而直接倒入水中，对反应会有什么影响？

（12）乙基物制备过程中出现的副产物是什么？简述减少副产物的方法。

（13）水解物制备过程中，用浓盐酸调节 pH 值快到 6 时，溶液有什么变化？为什么？

（14）除碱液水解之外，还可以用什么方法水解？此水解反应的副产物有几种？

（15）诺氟沙星合成反应中最常出现的副产物是什么？

（付丽娜）

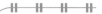

实验二十三　香豆素-3-甲酰肼的制备

一、目的要求

（1）掌握缩合、环合和酰肼化实验原理及基本实验操作。

（2）熟悉制备香豆素环的实验原理及其合成方法。

（3）了解 Knoevenagel 反应的原理、特点及反应条件。

二、实验原理

香豆素为苯并-α-吡喃酮类化合物，广泛存在于自然界中。合成香豆素和取代香豆素的方法，归纳起来主要有两类。

（1）以酚为起始原料，如用间苯二酚和氰乙酸乙酯合成 4,7-二羟基香豆素。

（2）以水杨醛或其衍生物为起始原料，先在碱性条件下进行缩合反应（如 Perkin 反应或 Knoevenagel 反应），生成邻羟基肉桂酸，再在酸性条件下闭环成香豆素。

本实验以水杨醛为起始原料。与丙二酸二乙酯在哌啶催化下，经过 Knoevenagel 缩合、闭环生成香豆素-3-羧酸乙酯，然后再与 85% 水合肼回流获得香豆素-3-甲酰肼。反应式如下：

$$\text{水杨醛} + CH_2(COOEt)_2 \xrightarrow[\text{EtOH,回流}]{\text{哌啶 NH}} \text{香豆素-3-羧酸乙酯 (COOEt)}$$

$$\xrightarrow[\text{EtOH}]{NH_2NH_2 \cdot H_2O} \text{香豆素-3-甲酰肼 (CONHNH}_2\text{)}$$

三、实验方法

（一）香豆素-3-羧酸乙酯的制备

1. 原料规格及配比

试剂名称	规格	用量	物质的量	物质的量之比
水杨醛	CP	5.0 g		
丙二酸二乙酯	CP	7.3 g		
哌啶	AR	0.5 mL		

NOTE

试剂名称	规格	用量	物质的量	物质的量之比
冰醋酸	AR	2 滴		
无水乙醇	AR	25 mL		
沸石		适量		

2. 操作　在 100 mL 干燥的圆底烧瓶中加入水杨醛 5.0 g、丙二酸二乙酯 7.29 g 和无水乙醇 25 mL,再用滴管滴加哌啶约 0.5 mL 和冰醋酸两滴,加入几粒沸石,装上球形冷凝管,冷凝管上装一个氯化钙干燥管,加热回流 2 h。稍微放冷后,卸去干燥管,从冷凝管顶端加入冷水 20 mL,除去冷凝管,将反应瓶置于冰水浴中冷却,使结晶完全析出。抽滤,所得固体用冰冷的 50％乙醇洗涤 2～3 次,每次约 1 mL,滤饼真空干燥,称重,计算产率。

（二）香豆素-3-甲酰肼的制备

1. 原料规格及配比

试剂名称	规格	用量	物质的量	物质的量之比
香豆素-3-羧酸乙酯	（自制）	4.4 g		
85％水合肼	CP	1.5 g		
无水乙醇	AR	30 mL		
甲醇	AR	适量		

2. 操作　香豆素-3-羧酸乙酯 4.4 g 和 85％的水合肼 1.5 g 在 30 mL 无水乙醇中加热回流 4 h,TLC 跟踪,反应完毕后,混合物冰冻,过滤,获得沉淀,真空干燥,用甲醇重结晶,冷却,抽滤,获得香豆素-3-甲酰肼白色固体,滤饼真空干燥,称重,计算产率。

┃ 附　　注 ┃

（1）仪器要全部干燥,药品也要提前经干燥处理。

（2）久置或变色的水杨醛不宜使用。

（3）升温应缓慢,防止暴沸。

（4）Knoevenagel 缩合反应经 TLC 监控（展开剂为石油醚：乙酸乙酯＝3：1）判断反应是否完全,若仍有少量原料,可适当延长反应时间。

（5）50％乙醇可以洗去粗产物香豆素-3-羧酸乙酯中的黄色杂质。

（6）粗产物已足够纯,要进一步提纯可用乙醇-水混合溶剂重结晶。

（7）反应温度不宜过高,控制浴温,温度过高将增加副产物的生成。

（8）酰肼化反应经 TLC 监控（展开剂为石油醚：乙酸乙酯：三乙胺＝10：50：1）

NOTE

判断反应是否完全,若仍有少量原料,可适当延长反应时间,有利于提高产率。

本实验约需 10 h。

实 验 指 导

(一)预习要求

(1)预习香豆素-3-羧酸乙酯和香豆素-3-甲酰肼的性质及其应用。

(2)预习 Knoevenagel 反应的机理、特点及反应条件。

(3)预习化合物重结晶的实验操作及注意事项。

(二)思考题

(1)为了使 Knoevenagel 反应能够完全,实验还可以采用哪些方法?

(2)Knoevenagel 反应常用催化剂有哪些?

(3)第二步酰肼化反应如何提高反应速率?可能存在的副产物有哪些?如何避免?

(凌 勇)

NOTE

· 第四部分 ·
设计性实验

实验二十四　依达拉奉的合成

一、目的和要求

（1）掌握优化原料药的重结晶条件的基本方法。

（2）熟悉优化原料药合成反应条件的基本方法。

（3）了解依达拉奉的合成工艺可能产生的杂质。

二、实验原理

依达拉奉是一种脑保护剂（自由基清除剂）。临床用于改善急性脑梗死所致的神经症状、日常生活活动能力和功能障碍以及肌肉萎缩性侧索硬化症（ALS）的治疗。

查阅文献，确定合成路线，写出合成路线图，分析可能的反应机理，确定合成原料、溶剂和仪器。分析可能影响合成反应的因素，如投料比、反应温度、反应溶剂等，设计实验方案。分析可能的杂质，提出合理的提纯方案。

三、实验方法

（一）投料比对反应的影响

1. 原料规格及配比

名称	规格	投料量	物质的量	投料比
苯肼	CP	5.4 g		1
乙酰乙酸乙酯	CP	6.5 g		（条件1.1）
		××g		（条件1.2）
		××g		（条件1.3）
水	（自制）	10 mL		
无水乙醇	CP	5 mL×2		

2. 操作　在反应瓶中加入乙酰乙酸乙酯，机械搅拌下于 45 ℃ 滴加苯肼（附注（1））和无水乙醇 5 mL 组成的溶液，加毕，加热回流反应，至反应完成（附注（2）），稍冷，加水 10 mL，室温搅拌 1 h，抽滤。固体用 0 ℃ 无水乙醇 5 mL 洗涤两次，滤饼于 50 ℃ 下干燥，得依达拉奉粗品。记录反应完成时间，产品重量、外观、熔点。

NOTE

111

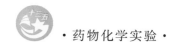

（二）重结晶溶剂的研究

1. 原料规格及配比

名称	规格	投料量	
依达拉奉粗品	（自制）	5 g	
重新结晶溶剂	（自制）	无水乙醇：×× mL	（条件2.1）
		乙酸乙酯：×× mL	（条件2.2）
		乙酸乙酯＋无水乙醇（体积比为 2∶1）：×× mL	（条件2.3）

2. 操作　在反应瓶中加入粗品和重结晶溶剂，搅拌加热回流至全溶，稍冷，加入活性炭，搅拌回流 25 min。趁热过滤，冷却至 5～10 ℃ 析晶，过滤，滤饼于 50 ℃ 下干燥，得依达拉奉精制品。记录产品重量、外观、熔点。

┃附　　注┃

（1）游离的苯肼不稳定，接触空气会冒烟并很快变质。

（2）可采用 TLC 跟踪反应进程。

┃实 验 指 导┃

（一）预习要求

（1）了解依达拉奉的作用机理和临床用途。

（2）学习依达拉奉的合成原理。

（3）学习重结晶溶剂选择的原则。

（二）思考题

（1）在依达拉奉的合成过程中，可能产生哪些杂质？

（2）采用 TLC 跟踪反应进程，依达拉奉的 R_f 值和苯肼比，应该是什么情况？为什么？

（3）采用乙酸乙酯和无水乙醇混合溶剂重结晶能够获得白色针状结晶，而采用无水乙醇重结晶获得的产品显浅黄色，是不同的晶型还是存在杂质引起的？依据是什么？

参 考 文 献

[1] 应明华,胡卫红.依达拉奉的合成[J].山东医药工业杂志,2002,6(21)：3.

[2] 陶琼华,王绍杰,郝志巧.依达拉奉的合成[J].中国医药工业杂志,2004,35(11)：643-644.

（李　飞）

NOTE

实验二十五　单星素的合成

一、目的要求

（1）掌握一锅煮反应的操作技能，目标产物的纯化方法。

（2）熟悉三组分缩合反应——比吉内利反应（Biginelli reaction）原理。

（3）了解二氢嘧啶酮类化合物的结构特点及药理活性。

二、实验设计

单星素（monastrol），化学名为 4-（3-羟苯基）-6-甲基-2-硫代-1,2,3,4-四氢嘧啶-5-羧酸乙酯，分子式为 $C_{14}H_{16}N_2O_3S$，相对分子质量为 292.35，结构式为

单星素是一种新型微管纺锤体驱动蛋白抑制剂类抗肿瘤先导化合物，能特异性地与肿瘤细胞中过表达的纺锤体驱动蛋白 Eg5 结合，使双极纺锤体不能正确形成，从而抑制其有丝分裂，导致肿瘤细胞凋亡。

（一）反应原理

查阅文献，确定合成路线，写出合成路线图，分析可能的反应机理，确定合成原料、溶剂、催化剂和仪器。

（二）反应条件的研究

查阅文献，分析可能影响合成反应的因素，如投料比、反应催化剂和反应溶剂等，设计实验方案。查阅文献，分析可能的杂质，提出目标产物的纯化方案。

三、实验方法

（一）反应催化剂对反应的影响

1. 原料规格及配比

试剂名称	规格	用量	物质的量	物质的量之比
3-羟基苯甲醛	CP	7.32 g		

续表

试剂名称	规格	用量	物质的量	物质的量之比
乙酰乙酸乙酯	AR	9.12 mL		
硫脲	AR	6.9 g		
无水乙醇	AR	20 mL		
催化剂 1（氨基磺酸）	CP	3 g		
催化剂 2（盐酸）	AR	2.5 mL		
催化剂 3（无水三氯化铁）	AR	4.86 g		
催化剂 4				

2. 操作 在装有回流冷凝管的 100 mL 圆底烧瓶中,加入 3-羟基苯甲醛、乙酰乙酸乙酯、硫脲、无水乙醇和反应催化剂,氮气保护下,搅拌回流反应 4～6 h。冷却至室温,将圆底烧瓶用冰盐浴进一步冷却(有条件的话,将反应瓶密封并用冰箱 −18 ℃冷冻),抽滤,用 0 ℃乙醇 10 mL 洗涤两次,50 ℃下干燥,得单星素。记录反应时间,产品外观、重量、熔点,计算产率,并分析不同催化剂对反应进程和结果的影响。

(二) 反应溶剂对反应的影响

1. 原料规格及配比

试剂名称	规格	用量	物质的量	物质的量之比
3-羟基苯甲醛	CP	7.32 g		
乙酰乙酸乙酯	AR	9.12 mL		
硫脲	AR	6.9 g		
氨基磺酸	CP	3 g		
溶剂 1（无水乙醇）	AR	20 mL		
溶剂 2（甲醇）	AR	20 mL		
溶剂 3（乙腈）	AR	20 mL		
溶剂 4				

2. 操作 在装有回流冷凝管的 100 mL 圆底烧瓶中,加入 3-羟基苯甲醛、乙酰乙酸乙酯、硫脲、氨基磺酸和反应溶剂,氮气保护下,搅拌回流反应 4～6 h。冷却至室温,将圆底烧瓶用冰盐浴进一步冷却(有条件的话,将反应瓶密封并用冰箱 −18 ℃冷冻),抽滤,用 0 ℃乙醇 10 mL 洗涤两次,50 ℃下干燥,得单星素。记录反应时间,产品外观、重量、熔点,计算产率,并分析不同反应溶剂对反应进程和结果的影响。

本实验需 12～14 h。

 NOTE

实 验 指 导

（一）预习要求

（1）预习二氢嘧啶酮类化合物的结构特点及药理活性。

（2）预习比吉内利反应原理。

（3）学习一锅煮反应的操作技能。

（4）预习如何跟踪反应进程。

（5）预习产物的纯化方法。

（二）思考题

（1）简述比吉内利反应的原理。

（2）本实验为什么要在氮气保护下进行？

（3）在单星素的合成过程中，可能产生哪些副产物？

（4）本实验反应结束后，除了本文的后处理方法，还有哪些可行的方法？

参 考 文 献

［1］Ragab F A F，Abou-Seri S M，Abdel-Aziz S A，et al. Design，synthesis and anticancer activity of new monastrol analogues bearing 1，3，4-oxadiazole moiety［J］. European Journal of Medicinal Chemistry，2017，138：140-151.

［2］向诗银，杨水金.3,4-二氢嘧啶-2-酮衍生物合成研究进展［J］.精细石油化工进展，2014，15：53-55.

（张　磊）

NOTE

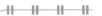

附　录

| 附录一　常用冰盐浴冷却剂 |

盐	每 100 g 碎冰用盐/g	最低冷却温度/℃
NH_4Cl	25	−15
$NaNO_3$	50	−18.5
NaCl	33	−21.2
$NaCl+NH_4Cl$	40+20	−26
$NaNO_3+NH_4Cl$	37.5+13	−30.7
$CaCl_2 \cdot 6H_2O$	143	−35
K_2CO_3	33	−46

| 附录二　常用的盐浴 |

盐	溶于 100 g 水中的盐/g	溶液的沸点/℃
NaCl	40.7	108～109
NH_4Cl	87.1	114.8～115
K_2CO_3	202.5	133.5
$CaCl_2$	305	178

| 附录三　ICH 常用有机溶剂的分类及残留限度 |

ICH 分类	常用有机溶剂及其残留限度
第一类 /(mg/kg)	苯(2)、四氯化碳(4)、1,2-二氯乙烷(5)、1,1-二氯乙烷(8)、1,1,1-三氯乙烷(15)

续表

ICH 分类	常用有机溶剂及其残留限度
第二类 /(mg/kg)	2-甲氧基乙醇(50)、氯仿(60)、1,1,2-三氯乙烯(80)、1,2-二甲氧基乙烷(100)、1,2,3,4-四氢化萘(100)、2-乙氧基乙醇(160)、环丁砜(160)、嘧啶(200)、甲酰胺(220)、正己烷(290)、氯苯(360)、二氧杂环己烷(380)、乙腈(410)、二氯甲烷(600)、乙烯基乙二醇(620)、N,N-二甲基甲酰胺(880)、甲苯(890)、N,N-二甲基乙酰胺(1090)、甲基环己烷(1180)、1,2-二氯乙烯(1870)、二甲苯(2170)、甲醇(3000)、环己烷(3880)、N-甲基吡咯烷酮(5300)
第三类 (不高于0.5%)	戊烷、甲酸、醋酸、乙醚、丙酮、苯甲醚、1-丙醇、2-丙醇、1-丁醇、2-丁醇、戊醇、乙酸丁酯、甲基叔丁基醚、乙酸异丙酯、甲乙酮、二甲基亚砜、异丙基苯、乙酸乙酯、甲酸乙酯、乙酸异丁酯、乙酸甲酯、3-甲基-1-丁醇、甲基异丁酮、2-甲基-1-丙醇、乙酸丙酯
其他	1,1-二乙氧基丙烷、1,1-二甲氧基甲烷、2,2-二甲氧基丙烷、异辛烷、异丙醚、甲基异丙酮、甲基四氢呋喃、石油醚、三氯乙酸、三氟乙酸

附录四 实验室常用有机溶剂的物理常数

溶剂	相对分子质量	mp./℃	bp./℃ (760 mmHg)	密度(20℃)	溶解度/ (g/100 g水)
二氯甲烷	84.9	−97	40	1.325	1.30
氯仿	119.4	−63.5	61	1.484	0.82
四氯化碳	153.8	−23	77	1.595	0.08
二硫化碳	76.1	−112	46	1.26	0.29
硝基甲烷	61.0	−29	101	1.137	11.1
甲醇	32.0	−97	65	0.792	∞
甲酰胺	45.0	3	210	1.134	∞
1,2-二氯乙烷	99.0	−35	84	1.253	0.87
乙腈	41.1	−45	82	0.782	∞
乙醇	46.1	−114	78	0.789	∞
醋酸	60.1	17	118	1.049	∞
三氟乙酸	114.0	−15	72.4	1.535	∞
二甲基亚砜	78.1	18	189	1.096	25.3
异丙醇	60.1	−88	82	0.786	∞
甘油	92.1	18	291	1.26	∞
丙酮	58.1	−95	56	0.785	∞

NOTE

续表

溶剂	相对分子质量	mp. /℃	bp. /℃ (760 mmHg)	密度(20 ℃)	溶解度/ (g/100 g 水)
N,N-二甲基甲酰胺	73.1	−61	153	0.945	∞
叔丁醇	74.1	26	82	0.775	∞
正丁醇	74.1	−89	117	0.81	7.45
乙醚	74.1	−116	35	0.713	6.0
四氢呋喃	72.1	−109	66	0.888	∞
1,4-二氧六环	88.1	12	101	1.034	∞
乙酸乙酯	88.1	−84	77	0.902	8.1
N,N-二甲基乙酰胺	87.1	−20	166	0.937	∞
吡啶	79.1	−42	115	0.982	∞
N-甲基吡咯烷酮	99.1	−24	203	1.028	∞
环己烷	84.2	6	81	0.778	0.01
异丙醚	102.2	−86	68	0.725	0.9
苯	78.1	5	80	0.877	0.18
氯苯	112.5	−45	132	1.106	0.05
硝基苯	123.1	6	211	1.204	0.19
六甲基磷酰胺	179.2	7	235	1.027	∞
甲苯	92.1	−95	111	0.87	0.05
三乙胺	101.2	−115	90	0.728	∞
丁醚	130.2	−98	142	0.772	0.03

附录五　实验室常用溶剂的提纯、干燥、储藏

类别	处理方法
烷烃类	首先用浓硫酸洗涤几次以除去烯烃,水洗,$CaCl_2$ 干燥,必要时用钠丝或 P_2O_5 干燥,蒸馏。存放于带塞的试剂瓶中
芳香烃类	$CaCl_2$ 干燥,必要时用钠丝或 P_2O_5 干燥,蒸馏。存放于带塞的试剂瓶中
氯代烷烃类	水洗除去醇等,$CaCl_2$ 干燥,在 P_2O_5 或 CaH_2 中回流蒸出。绝对不能用钠丝干燥,否则会发生爆炸。长期储藏应放于密闭的瓶中,并避光保存

NOTE

类别	处理方法
醚类及呋喃类	在蒸馏前应当检验是否有过氧化物的存在。检验的方法:用含一滴淀粉指示剂的1 mL 10% KI溶液和10 mL醚液混合,没有颜色变化,则没有过氧化物。或者用1%硫酸亚铁铵溶液,硫酸亚铁和硫氰化钾溶液测试。若有,则加入5% $FeSO_4$ 或偏亚硫酸氢钠溶液于醚中并摇动,使过氧化物分解。$CaCl_2$ 预干燥,在钠丝或 $LiAlH_4$ 中回流蒸出。储藏于密闭的瓶中,并保存于阴凉黑暗中
酰胺类	加入 CaH_2 回流,减压蒸出,否则其容易分解。加入新活化的分子筛储藏于瓶中,并注明日期
二甲基亚砜	CaH_2 搅拌过夜,然后减压分馏。加入新活化的分子筛储藏于小瓶中,并注明日期
吡啶	将吡啶与氢氧化钾(钠)一同回流,然后隔绝潮气蒸出备用。干燥的吡啶吸水性很强,保存时应将容器口用石蜡油封好
乙醇	镁屑和碘回流,与 CaO 一同回流并蒸出。加入新活化的 3A 分子筛储藏于小瓶中

附录六　实验室常用干燥剂的分类和特性

分类	干燥剂	适用的物质或条件	不适用的物质或条件	特点	使用方法
金属、金属氢化物	Na	烷烃、芳烃、醚类	卤代烃、酸、酚、醇、酯、胺、醛、酮	干燥能力强,但在表面易覆盖 NaOH,导致效果下降,脱水能力低	切成薄片或压成细丝,放入待干燥溶剂中,回流。蒸馏时不能蒸干
	CaH_2	烃类、卤代烃、醚类、三级胺类、DMSO、吡啶	醛、酮、羧酸	脱水容量大,处理方便	加入待干燥溶剂中,回流,蒸馏时不能蒸干
	$LiAlH_4$	醚类	卤代烃、酸、酚、醇、酯、胺、醛、酮、酰胺、酰氯、硝基化合物、环氧化物	能同时分解待干燥溶剂中的醇、羰基化合物、过氧化物	加入待干燥溶剂中,回流,蒸馏时不能蒸干

NOTE

续表

分类	干燥剂	适用的物质 或条件	不适用的物质 或条件	特点	使用方法
中性干燥剂	Na₂SO₄ MgSO₄ CaSO₄	几乎全部溶剂	Na₂SO₄ 不适用于 33 ℃ 以上，MgSO₄ 不适用于 48 ℃以上	Na₂SO₄ 脱水容量大、速度慢；MgSO₄ 脱水容量小、速度快；CaSO₄ 脱水容量小、脱水力强、速度快	加入待干燥溶剂中
	CuSO₄	乙醇、苯、乙醚等	甲醇	无水物为白色，水合物为蓝色	加入待干燥溶剂中
	CaCl₂	烃类、卤代烃、醚类、中性气体	醇、胺、氨基酸、酰胺、酮、酯、酸	吸水速度慢，30 ℃以下生成六水合物，脱水容量大	加入待干燥溶剂中
	活性氧化铝	烃类、卤代烃、醚类、吡啶		能够同时除去醚类中的过氧化物，吸收力强	做成填充柱，让溶剂通过
	蓝色硅胶	几乎全部固体和气体物质		脱水力强，无水时显蓝色，吸水后显粉红色	加入干燥器，在干燥器中使用
	分子筛	卤代烃、醚类、丙酮、吡啶、THF、DMF、DMSO		随着干燥时间延长，脱水能力显著提高	加入待干燥溶剂中
碱性干燥剂	KOH NaOH	胺类等碱性有机物、中性或碱性气体	酸类、酚类、酯、酰胺类以及醛酮	脱水力大、速度快	加入待干燥溶剂或干燥器中
	CaO	胺类等碱性有机物	酸类、酚类、酯、酰胺类以及醛酮	脱水速度小	加入待干燥溶剂或干燥器中
	K₂CO₃ Na₂CO₃	胺类等碱性有机物、醇、酯、腈类	酸类、酚类		加入待干燥溶剂中
酸性干燥剂	H₂SO₄	中性气体、Br₂	醇、酸性物质、酯类	吸水速度快、容量大	加入干燥器中
	P₂O₅	烷烃、卤代烷、酸酐、卤代芳烃、中性气体	碱性物质、醇类、酮类、胺、酰胺、丙酮	吸水速度快、容量大	加入干燥器中

(李 飞)

NOTE